老年人跌倒了怎么办？

老年人跌倒预防及处理

王宾友　王珏　主编

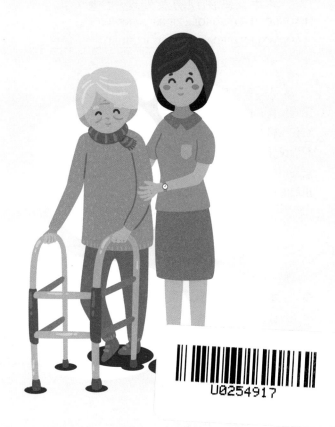

四川科学技术出版社

图书在版编目（CIP）数据

老年人跌倒了怎么办？：老年人跌倒预防及处理 /
王宾友, 王珏主编. -- 成都：四川科学技术出版社,
2024.9. -- ISBN 978-7-5727-1506-8

Ⅰ. R592

中国国家版本馆CIP数据核字第20244VC540号

老年人跌倒了怎么办？
老年人跌倒预防及处理
LAONIANREN DIEDAOLE ZENMEBAN?
LAONIANREN DIEDAO YUFANG JI CHULI

主　　编　王宾友　王　珏

出 品 人　程佳月
策划组稿　钱丹凝
责任编辑　万亭君
封面设计　筱　亮
责任出版　欧晓春
出版发行　四川科学技术出版社
　　　　　成都市锦江区三色路238号　邮政编码 610023
　　　　　官方微博 http：//weibo.com/sckjcbs
　　　　　官方微信公众号 sckjcbs
　　　　　传真 028-86361756
成品尺寸　145 mm×210 mm
印　　张　8.5
字　　数　100 千
印　　刷　四川华龙印务有限公司
版　　次　2024年9月第1版
印　　次　2024年9月第1次印刷
定　　价　46.00元

ISBN 978-7-5727-1506-8
邮购：成都市锦江区三色路238号新华之星A座25层　邮政编码：610023
电话：028-86361770

◆编委会◆

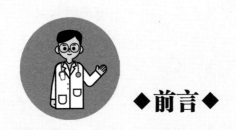

◆前言◆

老年朋友：

您好！

跌倒对老年人来说不是件小事，任何一次跌倒都有可能给老年人的生活带来很大的改变。研究显示，有相当多的老年人跌倒后，不能像跌倒发生前那样独立地进行日常行为活动，无法从事自己喜欢的事情；有些老年人只能靠轮椅出行，或长期卧床，丧失独立生活能力。《2022年度国家老龄事业发展公报》显示，截至2022年末，全国60周岁及以上老年人口有28 004万人，占总人口的19.8%；全国65周岁及以上老年人口有20 978万人，占总人口的14.9%。老年人跌倒给我国这样一个老年人口大国造成的损失是巨大的。

有充足的研究数据表明：采取积极、科学的

方法，可以大大降低老年人发生跌倒的可能性。换句话说，跌倒是可以预防的！老年人要预防跌倒，就需要学习相关知识，掌握一定技能，调整行为习惯，去除环境中的跌倒危险因素。本书通过介绍相应的知识，将预防跌倒的知识、技能、方法传授给老年人，让老年人具备预防跌倒的能力，掌握预防跌倒的主动权，做到自己的健康自己做主。

与那些从未认真对待跌倒问题的同龄人相比，从您打开本书，决定学习预防跌倒的相关知识时起，您就已经领先他人，离迈向不跌倒、减少跌倒损伤的目标更近了一步。

让我们共同努力，一起预防跌倒，享受健康美好的生活。

本书由四川省科技厅科普项目（立项编号2022JDKP0070）经费支持。本书在编写过程中，得到了四川大学华西医院老年医学中心董碧蓉教授，成都市第二人民医院老年医学科、康复医学科、营养科等同仁的大力支持，在此致以衷心的感谢和崇高的敬意。

王宾友　王珏

◆目录◆

老年人跌倒了怎么办？

老年人跌倒预防及处理

附录 / 233

第一章　老年人与跌倒

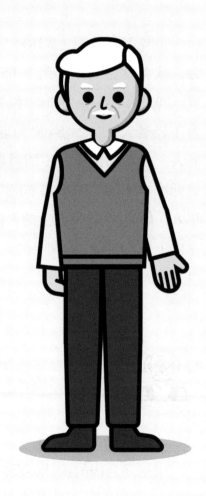

一、 老年人的年龄划分标准

世界卫生组织（WHO）将老年人的年龄标准划定为：欧美发达国家年龄 ≥ 65 岁，亚太地区年龄 ≥ 60 岁。2023 年 WHO 公布的年龄划分标准是：65 ~ 74 岁为年轻老人，74 ~ 84 岁为老年人，85 岁以上是长寿老人。在不同国家、不同时期，对"老年"年龄划分的标准也不同。一般将 60 岁或 65 岁以上的人称为老年人，如美国 66 岁以上的人称为老年人，英国男性 65 岁以上及女性 60 岁以上的人称为老年人，挪威 70 岁以上的人称为老年人。

二、老年人与老龄化社会

根据联合国的统计标准，如果一个国家 60 岁以上老年人口达到总人口数的 10% 或者 65 岁以上老年人口占总人口数的 7%，则该国家为老龄化社会国家。当一个国家 60 岁以上人口占总人口比重超过 20%，则表示进入中度老龄化社会。

我国老年人口比重的增加速度很快，在 1981 年，我国开始进入老龄化社会，1999 年，我国完全进入了老龄化社会。2000 年 11 月底，第五次人口普查结果显示，60 岁以上人口达 1.3 亿人，占总人口的 10.2%；65 岁以上人口达到 8 811 万人，占总人口的 7.0%。2020 年底第七次人口普查数据显示，我国 60 岁以上的人口为 26 402 万人，占总人口的 18.7%，其中 65 岁及以上人口为 19 064 万人，占总人口的 13.5%。表 1-1 列举了 2020 年全国四个代表性城市的各阶段老龄人口数量。《2022 年度国家老龄事业发展公报》显示：截至 2022 年末，我国 60 周岁及以上老年人口有 28 004 万人，占总人口的 19.8%；全国 65 周岁及以上老年人口有 20 978 万人，占总人口的 14.9%。这也意味着，仅差 0.2% 我国就将触碰中度老龄化社会的标准线。2022 年 9 月北京市发布的《北京市老龄事业发展报告（2021）》显示，截至 2021 年底，北京市 60 岁及以上常住人口 441.6 万人，占常住总人口的 20.18%，比

2020 年增加 11.7 万人；65 岁及以上常住人口 311.6 万人，占常住总人口的 14.24%，比 2020 年增加 20.4 万人，是近五年增量最多、增长幅度最大的一年。其中 60 岁及以上户籍人口 388.3 万人，占户籍总人口的 27.5%；65 岁及以上户籍人口 279.2 万人，占户籍总人口的 19.8%，按照国际通行标准，这意味着北京市已经正式进入中度老龄化社会。

表 1-1　2020 年北京、上海、杭州、成都各阶段老龄人口数量

城市	60 岁以上	65 岁以上	80 岁以上
北京	442 万人	312 万人	64 万人
上海	542 万人	402 万人	84 万人
杭州	201 万人	139 万人	29 万人
成都	315 万人	285 万人	48 万人

注：本表数据取整数。

人口老龄化是社会发展到一定阶段的重要表现，人类社会进入老龄化也是一种必然。据联合国预测，1990—2020 年世界老龄人口平均年增长速度为 2.5%，而同期，我国老龄人口的年递增速度为 3.3%；世界老

龄人口占总人口的比重从 1995 年的 6.6% 上升至 2020 年的 9.3%，同期，我国由 6.1% 上升至 11.5%，我国老龄化的速度和比重均超过了世界老龄化的速度和比重。截至 2022 年，我国 65 岁以上老龄人口达到 20 987 万人，约占全世界老龄人口的 27%。且我国老龄化的人口结构比例与发达国家相比存在很大不同。因此，关注老年人健康问题，降低老年人跌倒风险是一个重要的公共健康任务。

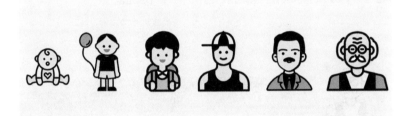

 三、衰老

　　衰老又称老化，是指生物体随年龄增长开始发生的渐进的、受遗传因素影响的、全身复杂的形态结构和生理功能出现的一系列不可逆的退行性变化的自然过程。随着衰老的发生，人体生理功能逐渐衰退，出现耳聋眼花、行走不稳、行动迟缓等现象。人体生理功能最好的阶段是 20 ~ 25 岁，之后逐渐衰退，尤其是在 75 岁之后衰退速度增快。一方面，人体进入衰老阶段后，适应力和抵抗力减退，身体功能和应激能力也开始衰退；另一方面，衰老是很多慢性疾病重要的危险因素，导致老年人成为跌倒的高危人群，反过来老年人易发生跌倒也是衰老的一个表现。

 四、跌倒

跌倒是老年人常见的问题之一，也是一个公众的健康问题，即使是身体状况良好的老年人也容易跌倒，给老年人造成了巨大的身心伤害，严重影响老年人的生活质量。如何定义老年人跌倒一直是多年来争论的问题。

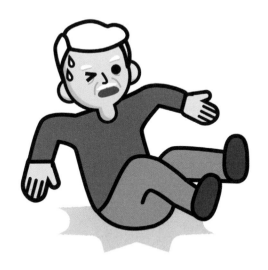

一般来讲，跌倒是指患者突发的、不自主的、非故意的体位改变，倒在地上或更低的平面上。按照国际疾病分类（ICD-10）对跌倒的分类，包括以下两类：

（1）从一个平面至另一个（更低）平面的跌落。

（2）同一平面的跌倒。

老年人跌倒不但是老年人的一种突发事件，而且是一种并发症或疾病，它是机体功能下降和机体老化过程的反映，是一些急、慢性疾病的非特异性表现。跌倒的说法还有"摔跤""摔跟斗"和"绊倒"等。

跌倒是老年人非致死性损伤和伤害死亡的主要原因，是造成全球范围内意外死亡的第二大原因，是我国伤害死亡的第四大原因，在 65 岁以上老年人中居于首位，尤其是对平衡能力下降的老年人来说，跌倒严重威胁着他们的安全和健康。

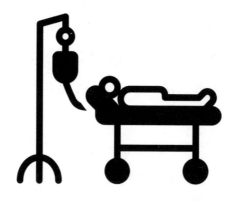

第二章 老年人跌倒的流行病学情况

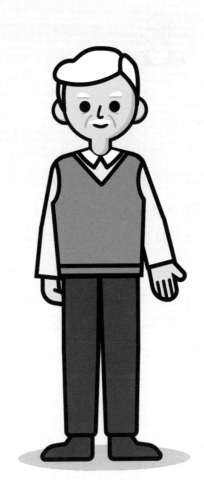

老年人是跌倒的高危人群。跌倒是老年人疼痛、残疾、丧失独立性和过早死亡的主要原因。

一、跌倒的发生概率与不良后果

每年 65 岁以上老年人中约有 1/3 会发生一次或多次跌倒，而 ≥ 80 岁的老年人中跌倒发生率高达 50%。截至 2022 年底，我国 60 岁以上的人口为 28 004 万人，占总人口的 19.8%，其中 65 岁及以上人口为 20 987 万人，占 14.9%。以此数据计算，我国每年约有 6 996 万老年人至少发生过一次跌倒。超过 65 岁的老年人一年之中大约有 5% 会因为跌倒造成的相关损伤而需要到急诊就诊。在老年人中，跌倒是脑损伤和骨外伤的第二大原因。据统计，我国每年约有 7% 的 75 岁以上的老年人因跌倒而就医，其中约 10% 跌倒时即导致骨折、关节脱位等严重损伤。根据 2013 年全球疾病负担研究显示：2013 年新发生 1.55

亿起较严重的跌倒事件。在对 188 个国家的年度死亡人数的调查中发现：意外跌倒的死亡数从 1990 年的 341 000 例增加到 2013 年的 556 000 例。全球范围内，65 岁及以上老年人中每年有 28% ～ 35% 的人跌倒，70 岁及以上老年人中每年有 32% ～ 42% 的人跌倒。根据美国疾病预防控制中心公布的数据显示，美国每年有 30% 的 65 岁以上老年人发生跌倒，并且这是美国急诊最常见的就诊原因。

 二、老年人跌倒与死亡

在我国，65 岁及以上老年人因伤害死亡的首位原因为跌倒。据全国死因监测数据显示，2019 年 65 岁及以上老年人跌倒死亡率为 67.74/10 万，其中男性和女性跌倒死亡率分别为 68.44/10 万和 67.11/10 万，城市老年人和农村老年人跌倒死亡率分别为 64.48/10 万人和 69.44/10 万。跌倒也是中国 60 岁及以上老年人因伤害就诊的首位原因。我国 65 岁以上社区老年居民，21% ~ 23% 的男性发生过跌倒，43% ~ 44% 的女性发生过跌倒，住院及养老机构中的老年人跌倒的发生率分别是 28% 和 43%。

"十四五"期间，我国老年人口将超过 3 亿人，从轻度老龄化进入中度老龄化阶段，预防跌倒不仅可以提高老年人的生活质量，降低因跌伤所带来的死亡率，而且可以降低因跌倒带来的家庭及社会沉重的经济负担。

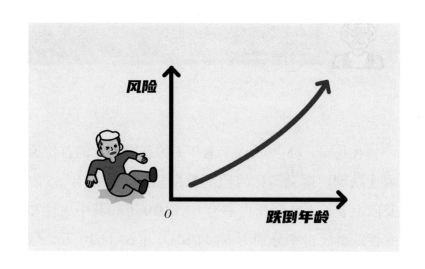

第三章　老年人跌倒的危害

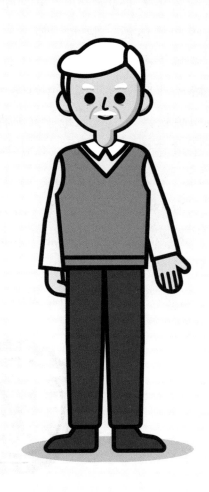

跌倒可造成软组织损伤、关节扭伤、关节脱位、骨折、颅脑损伤和多器官损伤等,严重影响老年人的身心健康和生活质量。老年人跌倒后易出现长时间伏地,约30%的老年人跌倒后会伏地超过1小时。无论老年人是否受伤,长时间伏地都易造成并发症,例如低体温、脱水、肺炎、肾脏损伤,甚至死亡。老年人严重跌伤还需要住院治疗和卧床休息,长期卧床容易导致肌肉失用性萎缩,关节挛缩、粘连和骨质疏松,易出现压疮(又称褥疮)、坠积性肺炎和泌尿道感染等并发症。2020年我国跌倒的年龄标准化死亡率为10.438/10万。我国≥65岁老年人跌倒死亡率为58.03/10万,占该年龄人群全部伤害致死原因的34.83%,是该年龄段老年人首位伤害死因。跌倒也是中国60岁及以上老年人因伤害就诊的首位原因,同时,因跌倒导致的伤残也给中国老年人带来了严重的经济负担。

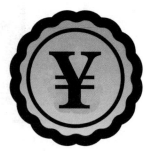

一、躯体器质性损伤

　　跌倒产生的直接后果一般比较严重，据第四次中国慢性病及其危险因素监测调查数据显示，在发生过跌倒的 60 岁及以上老年人中，52.6% 出现损伤情况，女性跌倒后损伤的比例（54.8%）高于男性（49.6%），发生损伤的主要类型为擦伤 / 挫伤（53.6%），其中合并躯体严重器质性损伤的占 10% ～ 15%，合并重度软组织损伤的占 5%。最主要也最常见的是跌倒所致的外伤，可造成软组织损伤甚至骨折、瘫痪、颅脑损伤，严重者甚至死亡。

　　骨折是老年人跌倒可能造成的常见损伤类型，多见于脊柱、上肢、髋部等部位。其中髋部骨折给老年人带来的危害最大。约 95% 的老年人髋部骨折是由跌倒所致，并且髋部骨折的老年人一般预后较差。一方面是由于年龄带来的骨质疏松，另一方面是髋部骨折血供较差容易营养供给困难，导致损伤难以恢复。髋部骨折后 6 个月内死亡率高达 25%，预期寿命会减少

10%～15%。80 岁及以上老年人跌倒后发生髋部骨折的比例为 12.4%，约 50% 的患者丧失独立生活能力；30% 的患者能恢复到先前的移动水平；约 10% 的患者髋部骨折为第二次发生。同时跌倒患者的生活质量显著下降，约半数的跌倒老年人会发生各种并发症，最终因并发症死亡。

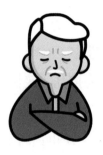

 二、功能减退

俗话说，伤筋动骨 100 天。老年人跌倒后通常卧床或者伤残肢体制动时间较长，会因为失用等因素导致肌肉萎缩，甚至关节挛缩等，严重影响肢体功能，即使恢复了，也会降低老人的活动能力，甚至引起过早死亡。

三、心理障碍

跌倒不但会引起躯体器质性损伤，还会给老年人带来极大的心理创伤，具体表现为部分老年人会在站立或行走时产生紧张、焦虑等负面心理状态，形成害怕再次跌倒的心理。据统计，我国社区老年人害怕跌倒的发生率为41% ～ 65%，约有50%的跌倒者对再次跌倒产生惧怕心理，因这种恐惧而避免活动者占其中25%，更有老年人逐渐进展为卧床不起引起更严重的卧床并发症。部分因跌倒造成的身体伤害导致老年人相关生理功能短期或长期下降或缺失，而害怕跌倒又容易促使老年人降低体力活动水平，陷入"跌倒—恐惧活动—活动减少—衰弱—更易跌倒"的恶性循环，这些都会对老年人的生活状态和生活质量产生负面影响，也会降低老年人生活自理的信心，产生脆弱无助感，导致社会隔离增加和社会认同损害。

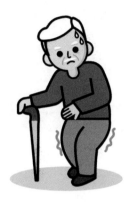

 四、继发损害

衰老以及失用所引起的肌肉萎缩、骨质疏松、关节挛缩等将导致生理功能减退；长期卧床带来的危害还有压疮、坠积性肺炎、泌尿道感染、血栓性静脉炎和栓塞、尿失禁、便秘和大便干燥等。髋部骨折后 3个月病死率为 20%，死因多为长期卧床所致的肺部感染等并发症。即使渡过难关，很多老年人将留下不可逆的后遗症，甚至终身残疾。有跌倒的老年人总病死率比无跌倒的老年人高 5 倍，如果跌倒后 1 小时仍不能站起来，其病死率还要升高 1 倍。85 岁以上老年人死于跌倒的人数（147/10 万）明显高于 65 岁以下者（1.5/10 万）。有统计表明，跌倒造成的意外损伤是老年人死亡的第六大原因。

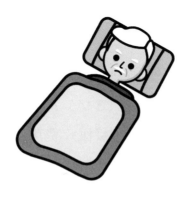

 五、经济负担

随着老龄化进程加速，老年人口比例的迅速增加，因跌倒导致的伤残会给老年人带来严重的经济负担。其中经济负担又分为直接经济负担和间接经济负担。直接经济负担包括住院费、护理费、营养费、交通费等;间接经济负担主要表现为家属因需要花时间和精力照顾跌倒老年人而产生的隐形的费用和社会代价等。

2000 年美国用于治疗老年人跌倒损伤的费用是 190 亿美元,到 2015 年美国老年人跌倒的直接医疗费用超过 310 亿美元。2001 年澳大利亚用于老年人跌倒的医疗支出达到 8 640 万澳元,2021 年已经超过 1.81 亿澳元。

2011 我国有老年人 1.3 亿,每年至少有 2 000 万人发生 2 500 万次跌倒,直接医疗费用在 50 亿元以上,造成的经济损失为 160 亿~180 亿元。

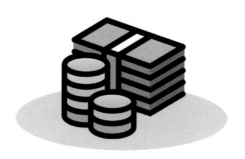

北京城市社区调查显示,老年人平均每次跌倒的医疗花费为 209 元。上海市某社区关于老年人跌倒发生情况的调查发现,60 岁以上老年人一年内跌倒的发生率是 20.7%,其中医疗护理费用中位数是 1 500 元。

四川省 2015—2018 年跌倒医疗总费用为 171.11 亿元，占总体损伤医疗总费用的 41.68％，跌倒住院费用年增长率为 23.53％，65 岁及以上老年人口跌倒费用年增长率为 30％左右。

综上所述，老年人跌倒对老年人身体、心理、家庭以及社会都将带来伤害。因此，预防老年人跌倒对于延长寿命、提高生活质量、减轻家庭及社会负担均有积极作用。

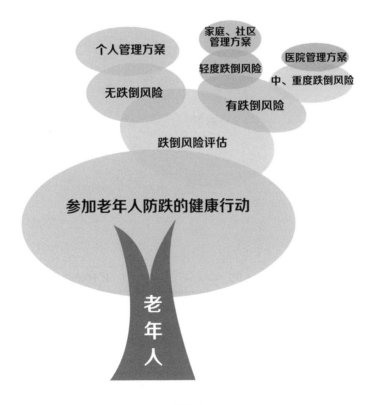

第四章 老年人跌倒的危险因素

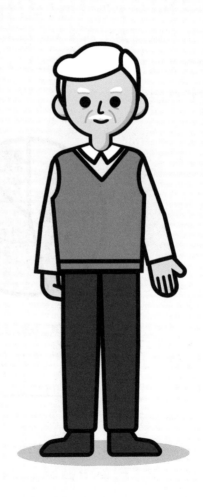

跌倒的原因是多方面的，在因跌倒而住院的老年人中，内在原因占45%，外在原因占39%，原因不明者为16%（图4-1）。影响老年人跌倒的因素主要包括生物因素、行为因素、环境因素和社会经济因素等（常见的老年人跌倒危险因素见附录）。老年人跌倒的发生通常不是由单一因素导致，而是多种因素相互作用的结果。老年人具有的跌倒危险因素越多，跌倒风险越大。

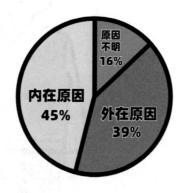

图4-1　因跌倒住院的老年人原因分布图

人体的姿势稳定性取决于感觉器官、神经系统和骨骼肌肉系统功能的协调一致，任何一个系统功能的内在损害都可降低机体的稳定性，导致跌倒的发生。老年人由于各种功能衰退，对于外在环境因素的变化不能像中青年人那样及时反应。因此，环境等外在因素在老年人跌倒的发生中起一定作用，约有 1/3 跌倒者与此因素有关。据统计，70% 以上的跌倒发生在家中，10% 左右发生在楼梯上，下楼比上楼更多见。

一、生物因素

（一）年龄

因年龄增长跌倒发生率逐渐增加，据统计，全球范围内，65 岁及以上老年人中每年有 28%～35% 的人跌倒，70 岁及以上老年人中每年有 32%～42% 的人跌倒（图 4-2）。随着年龄增长，老年人跌倒的死亡率也有所增加。我国 2020 年 85 岁以上老年人死于跌倒的人数（147/10 万）明显高于 65 岁以下者（1.5/10 万）。衰老所导致的神经、运动等系统功能的下降，随年龄增大合并基础疾病的增多等，也将增加跌倒发生风险。

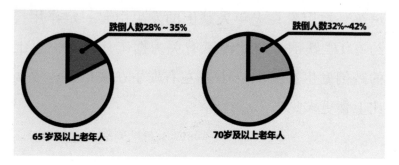

图 4-2　全球老年人跌倒人数占比图

（二）性别

我国 65 岁以上社区老年居民，21% ～ 23% 的男性发生过跌倒，43% ～ 44% 的女性发生过跌倒。据全国死因监测数据显示，2019 年 65 岁及以上老年人跌倒死亡率为 67.74/10 万，其中男性和女性跌倒死亡率分别为 68.44/10 万和 67.11/10 万。由此可见，老年女性比老年男性更容易发生跌倒，跌倒后更容易骨折。其原因可能是女性由于基础肌肉含量较男性少，在衰老过程中骨骼肌肉系统问题相对男性更为常见，且绝经后雌激素水平下降导致老年妇女骨质疏松症的患病比例高于男性，增加了跌倒后发生骨折的风险。除此之外，老年女性往往不重视力量锻炼，因而丧失了延缓骨骼肌肉系统功能下降的机会。

（三）神经、运动系统功能

1. 感觉

感觉系统包括视觉、听觉、触觉、平衡觉、嗅觉、味觉及本体感觉。通过影响传入中枢神经系统的信息可影响机体的平衡功能。

老年人常出现视力，视觉分辨率，视觉的空间、深度感及视敏度下降，并且随年龄的增长而急剧下降。跌倒与视力、对比敏感度、立体视觉或视野之间有显著关联。视力敏感度和对比度下降会阻碍老年人识别环境中的危险因素，视觉功能降低会影响平衡能力，造成跌倒风险增加。中度或以上听力障碍者与正常听力者相比，跌倒发生风险增加。老年性传导性听力损失、老年性耳聋，甚至耳垢堆积也会影响听力。有听力问题的老年人很难听到有关跌倒危险的警告声音，且听到声音后的反应时间延长，这都增加了跌倒的危险性。当视力、听力下降到影响交流时还会造成老年人沮丧和焦虑心理，从而增加跌倒的风险。

前庭功能在维持躯体平衡过程中发挥着重要作用，具有在运动过程中控制视觉稳定的作用。前庭功能的减退，对老年人平衡能力影响较大，增加跌倒风险。

本体感觉与位置及体位的稳定性有关。当存在本体感觉障碍时，老年人跌倒的风险会增加。下肢本体感觉障碍的老年人行走时的稳定能力和跨越障碍能力下降，导致其跌倒风险增加。

2. 中枢信息处理能力

中枢神经系统的退化往往影响智力、肌力、肌张力、感觉、反应能力、反应时间、平衡能力、步态及协同运动能力，增加跌倒的风险。神经系统功能随着人体衰老而有所衰退，大脑中枢处理信息的能力下降，对感受到的信息出现简化、削弱的现象，反应时间相应延长，协同运动能力下降，影响人体收到的跌倒相关信息进行分析的能力，从而削弱大脑应对跌倒发出指令的反应能力，使跌倒风险增加。

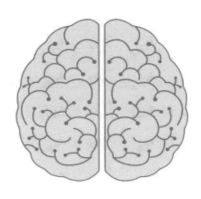

3. 骨骼肌肉

老年人骨骼、关节、韧带及肌肉的结构、功能损害和退化均会降低人体的稳定能力，是引发跌倒的常见原因。

衰老会导致肌细胞数量减少，肌力逐渐衰退。老年人背肌力、下肢肌力明显降低，核心肌力下降，平衡能力也随之降低，从而增加老年人跌倒风险。下肢的退行性关节炎和劳损可导致步态异常、肌力下降、关节稳定性降低，这些功能退化会影响老年人的活动能力、步态的敏捷性、肌肉力量和耐受性，使老年人举步时抬脚不高、行走缓慢、步态不稳。研究显示，老年人股四头肌力量的减弱与跌倒之间的关联具有显著性，导致跌倒风险明显增加。

人体的骨量在 35 岁左右达到峰值，从 40 岁左右开始随年龄增加而下降。老年人群由于活动量减少、日照不足、维生素 D 缺乏、钙摄入不足而使骨量丢失增加，跌倒相关的骨折风险随年龄增加而上升。

4. 平衡能力

平衡能力是跌倒发生的重要影响因素。老年人的平衡能力下降较为显著。与 20 岁时相比，70 岁时人的平衡能力下降 70% ～ 80%。人体能够在各种情况下保持平衡，依赖于中枢神经系统控制下的感觉系统和运动系统的参与、互相作用及合作。任何原因导致上述系统的功能损伤都可能导致人体平衡能力下降，跌倒风险增加。老年人由于衰老或疾病造成的视觉、本体感觉、前庭功能受损，关节活动障碍，尤其是下肢关节、肌肉力量减弱，反应时间延长等都可能影响人体平衡能力，使老年人难以通过身体调节避免跌倒。

5. 步行能力

步态是人体结构与功能、运动调节系统等在行走时的外在表现，可反映人的步行和行动能力。步态的步高、步长、连续性、直线性、平稳性等特征与老年人跌倒危险性之间存在密切相关性。身体的各种反射能力、肌肉力量和张力以及步长随着年龄的增长而下降或减少。肌肉、关节障碍会直接影响老年人步态的生物力学，造成步态的稳定性及对称性下降。老年人为弥补其活动能力的下降，可能会更加谨慎地缓慢踱步行走，造成步幅变短，行走不连续，脚不能抬到一个合适的高度步行，而且更倾向于"扁平足"的着地方式，表现为身体姿势控制能力下降，机体定向反射功能下降，步高下降，从而无法跨越障碍物，或者无法及时调整身体，导致跌倒风险的增加。

（四）行为习惯与生活方式

随着衰老的发生，人体生理功能逐渐衰退，会出现耳聋眼花、行走不稳、行动迟缓等现象。老年人如果选择静态的生活方式，活动、与外界交流减少，则不能对神经、运动等系统产生适当的刺激和锻炼，其跌倒风险会有所增加。摄入酒精可以影响老年人的认知能力和平衡能力，进而增加跌倒风险。着装不合适，例如穿着过紧、过松、长度不合适的衣裤；穿鞋底不防滑、鞋跟过高、大小不合适的鞋以及赤脚走路等都可能增加老年人跌倒的风险。爬梯子、站在不稳的椅子上进行超出身体运动能力的体力活动、日常活动时体位变换过快、忽视周围环境或注意力不集中等行为习惯都可能增加老年人跌倒风险。使用助行工具的老年人往往存在身体虚弱、平衡能力差、步态异常、合并多种基础疾病等危险因素，因此是跌倒的高发人群。同时，不正确使用助行工具或使用不合适的助行工具也可能增加跌倒风险。

（五）病理因素

1. 神经系统疾病

神经系统疾病会影响患者的认知、反应、平衡、协调等方面的能力，从而增加跌倒风险。同时老年人由于脑循环自主调节功能减退和颈动脉、椎动脉粥样硬化，在患急性病和慢性病恶化时，比中青年人更容易发生跌倒。

脑卒中患者神经中枢系统受到影响，产生认知障碍、视觉功能下降等影响躯体功能，导致平衡及运动功能障碍，易发生跌倒。脑卒中所致的偏瘫患者，其本体感觉、肌张力、肌肉控制能力均会受到不同程度的损害，其运动和平衡能力下降或发生障碍，不能独立保持坐姿、站立和行走，这是造成跌倒的主要原因之一。

另外，帕金森病及帕金森综合征、小脑功能不全的患者因为平衡能力受损，也容易跌倒。

2. 心脑血管疾病

心脑血管疾病可造成心脏缺血，诱发头晕、心悸、心绞痛、胸闷等病症，导致跌倒。体位性低血压可导致大脑暂时供血不足，进而引起短暂的头昏、眩晕、视物不清等，使患者容易跌倒。老年高血压患者常合并血管硬化、脑动脉供血不足等情况，引起眩晕而跌倒；起床及久坐后站立时，常因体位改变导致大脑供血不足，从而头晕站立不稳而跌倒。

冠心病往往并发心律失常，而心律失常是引起老年人跌倒的常见原因之一，突发的快速或缓慢性心律失常可通过降低心排出量和脑灌注量而导致跌倒。老年人轻中度心衰在静息时无症状，而在活动时因心排出量不能满足机体的需要，出现气促、心悸、站立不稳而跌倒。

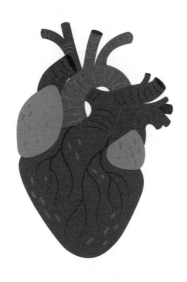

3. 眼部疾病

患有眼部疾病的老年人视觉功能受损，对环境的观察和判断能力均有所下降，增加跌倒风险。影响老年人视觉功能的常见眼部疾病包括白内障、青光眼、黄斑病变、高血压眼病、糖尿病眼底病变等，这些眼部疾病可造成老年人视物模糊、视野缺损、视敏度受损等，增加跌倒风险。

4. 骨骼关节疾病

退行性骨关节炎是老年人常见的骨科疾病，会引起关节疼痛、肿胀、僵硬，甚至关节畸形，从而导致老年人活动受限，容易发生跌倒。膝关节疼痛是女性多次跌倒的主要危险因素。足部疾病及足部脚趾的畸形等都会影响人体的平衡能力、稳定性、协调性，导致神经反射时间延长和步态紊乱。研究发现，骨性关节炎和类风湿关节炎患者的平衡能力和活动水平会大幅下降，导致跌倒的风险显著增高。

骨质疏松症为老年人高发疾病，50% 的骨质疏松症患者在发生骨折前没有任何症状，故该病在老年人群中认知度较低。部分出现身高缩短、驼背、全身疼痛就医的老年人会因为疼痛致使活动受限、步态不稳，加之老年人因肌肉力量减弱、平衡协调能力差，致使跌倒风险明显增加，合并骨质疏松症的老年人跌倒后骨折的风险更高，尤其是髋部骨折。从微观角度来看，骨质疏松症患者的骨头和正常人的骨头相比，明显的稀疏、松软、易折断（图 4-3）。

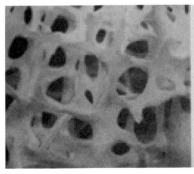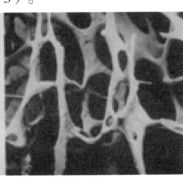

正常骨　　　　　　　　骨质疏松骨

图 4-3　正常骨与骨质疏松骨对比图

5. 精神类疾病

认知障碍可由多种原因造成,常见表现有记忆障碍、注意力障碍、执行功能障碍和空间位置觉障碍等。存在认知障碍的老年人,其注意力下降,无法准确判定危险,做出应对,将抽象思维转化为具体行动的能力下降,影响正常的行为。执行功能缺失也是影响正常步态及姿势控制能力的一个重要因素。这些因素均可导致老年人跌倒风险增加。阿尔茨海默病或其他类型痴呆会导致老年人认知能力下降、步态异常,对外界环境的感知能力下降,导致跌倒。

老年抑郁症患者由于注意力不集中,同时可能伴有认知障碍,缺乏对周围事物的正确判断,进而影响行动能力,导致发生跌倒的风险有所增加。

6. 其他疾病

糖尿病因影响外周血管,损害神经功能,易合并血管及足部病变等,常发生步态异常、行走不稳等情况,发生跌倒的风险较大。

老年人因泌尿系统疾病或其他因伴随尿频、尿急、尿失禁等症状而匆忙去洗手间或发生排尿性晕厥等,也会增加跌倒风险。

突发性病症如感染、电解质紊乱、脱水、低氧血症、上消化道出血、休克等均是老年跌倒的相关原因。

（六）心理因素

沮丧、抑郁、焦虑等负面情绪均会增加跌倒的风险。沮丧、焦虑等情绪可能会削弱老年人的注意力，潜在的心理状态混乱也和沮丧相关，都会导致老年人对环境危险因素的感知和反应能力下降。

部分老年人对于跌倒的重视不够也是导致跌倒的原因之一。有调查提示，老年人即便接受了预防跌倒的教育，仍有大多数人觉得跌倒与自己无关。男、女性对于跌倒风险的界定不同，这直接影响他们对预防跌倒所采取的措施。老年男性在对待跌倒的问题上，认为自己是能把控的；但老年女性对待跌倒问题更趋向于小心谨慎、过度防范。

一方面，老年人常有不愿服老和不愿麻烦别人的心理，对一些超过自己能力范围的事情，也要尝试亲力亲为，这无形之中增加了老年人跌倒的概率。另一方面，跌倒恐惧的出现、跌倒恐惧心理的形成，让老年人在进行某些活动时会为了避免跌倒而出现自我效能或信心的降低。自我效能指个体对自己是否有能力去实施某一行为的期望，跌倒的自我效能越低，害怕跌倒的程度越高。发生过和未发生过跌倒的老年人都可能存在害怕跌倒心理。老年人由于跌倒恐惧而迫使自己减少户外活动和运动锻炼，久而久之使其肌肉力量、肢体协调性、步态平衡等身体功能下降，从而增加了跌倒风险，致使跌倒的危险性随之升高。跌倒和害怕跌倒互为因果，陷入"跌倒—跌倒恐惧—更容易跌倒"的恶性循环。

（七）跌倒史

与未曾发生过跌倒的老年人相比，有跌倒史的老年人再次发生跌倒的风险更高。一次跌倒发生后，老年人既有的跌倒危险因素如没有被及时发现和干预，仍处于跌倒高风险状态，易再次发生跌倒。跌倒可造成一部分老年人身体功能进一步下降，并在心理上产生对跌倒的担心和害怕，进而增加再次跌倒的风险。所以跌倒史是预测跌倒再次发生的强关联因素。

二、药物因素

　　药物可通过影响中枢神经系统功能、血压、心率、血糖、视觉等方面增加患者发生跌倒的风险，例如作用于中枢神经系统药物、作用于心脑血管系统药物、降糖药物、抗组胺药等。因衰老出现胃肠道吸收功能、蠕动能力下降、肝肾功能减退等，致使药物在体内的吸收、分布、代谢、排泄发生改变，个体间差异增加，用药风险亦随之显著增加。

　　由上可见，药物是引起老年人跌倒的另一重要原因。巴比妥类药物可使老年人发生夜间和次晨跌倒，长效苯二氮䓬类（硝西泮等）通过损害精神性运动功能而导致跌倒，长效降糖药可引起低血糖而诱发跌倒。体位性低血压在老年人中比较常见，多数病人适应良好，基本上无明显症状，但若在使用巴比妥类、苯二氮䓬类药物、三环类抗抑郁药以及降压药等情况下，很容易诱发头晕导致跌倒。

老年人常常由于合并多种疾病而需要服用多种药物,如临床常见同时服用降压药、降糖药及镇静安眠药的情况,这些单个就可能诱发跌倒的药物,若合并在一起服用,会使服用者跌倒风险明显增加。老年人如何在复杂的服药情况下防范跌倒,也是预防药物所致跌倒的关键问题。

　　《社区老年人跌倒预防控制技术指南》将增加跌倒风险的药物分为强相关与弱相关两种类型,详见表4-1。

表 4-1　药物与跌倒相关性汇总表

相关性	常见药物
强相关	苯二氮䓬类药物、抗精神病药物、抗抑郁药物、抗癫痫药物、髓袢利尿剂、强心苷类药物(洋地黄、地高辛)、阿片类药物
弱相关	β 受体阻滞剂、血管紧张素转换酶抑制剂、血管紧张素受体拮抗剂、α 受体阻滞剂、噻嗪类利尿药、抗心律失常药物、血管扩张药、沙坦类药物、抗帕金森药物、降糖药、抗组胺药、氨基糖苷类抗菌药物、胃肠解痉药

三、环境因素

昏暗的灯光，湿滑、不平坦的路面，步行途中的障碍物，不合适的家具高度和摆放位置，楼梯台阶，卫生间没有扶栏、把手等都可能增加跌倒的危险。室外的危险因素有台阶、缺乏修缮的人行道、雨雪天气、拥挤等，这些情况都可能引起老年人跌倒。

（一）室内环境

大部分老年人跌倒发生在室内。室内环境的危险因素涉及地面、照明、障碍物、楼梯、家具等多个方面（表4-2）。

（二）室外环境

室外环境中路面不平或湿滑、灯光昏暗、缺乏扶手或公共休息设施、拥挤等都可能增加老年人的跌倒风险。低温、雨雪天气下，老年人因为温度调节能力减弱，穿着过多的衣物，灵活性降低，使老年人跌倒风险增加。与此同时，降雨、降雪会引起路面湿滑，周围环境能见度下降，也会增加跌倒风险。

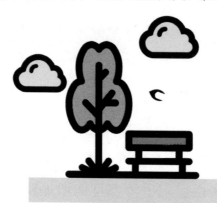

表 4-2　常见跌倒相关室内环境危险因素表

环境因素	常见危险因素
地面	地面湿滑，特别是在卫生间、浴室、厨房、门厅等容易因有水造成湿滑的位置； 地垫或地毯不固定，容易移位； 台阶、门槛、地垫、地毯的隆起或卷边处、杂物、电线等障碍物
照明	室内照明的照度不足，或因照度过强而产生眩光； 灯具开关位置不方便使用； 晚间缺乏照明
楼梯	楼梯坡度过陡，台阶过高、过窄、破损； 上、下楼梯没有扶手，或者扶手不连贯、不稳定、不合适
扶手	在卫生间、浴室、马桶、座椅、床等需要起身的位置没有扶手或支撑物

续表

环境因素	常见危险因素
家具	椅子、沙发等过高或过矮，不方便坐下和站起； 座椅有轮子不固定； 家具摆放位置不合理、摆放物品过多导致活动空间太窄影响老年人在室内通行； 储存日常用品的柜子过高或过低； 在门厅或玄关无供换鞋用的坐凳； 在床旁没有床头柜等
室外	道路泥泞、湿滑、不平整，有坡道，有台阶，有裂缝； 交通信号灯时间过短，道路拥挤； 天气因素：落叶、下雨、下雪、雾霾、霜冻； 缺乏助力设施的活动场所

老年人对环境的适应力比较弱，跌倒发生是环境因素与老年人自身生理因素、行为因素互相作用的综合结果。环境因素危险性的大小取决于以下因素：①老年人自理程度。生活无法自理的老年人即使在较小危险因素下，例如不平整的路面，也容易发生跌倒。②对环境因素的适应程度。这是决定危险程度的一个重要方面。这主要取决于对环境的熟悉度以及对相应的环境有无针对性的练习。例如平常不上下楼梯的老年人在上下楼梯时（往往是楼梯的最初或最后几步）极易跌倒；而经常上下楼梯的老年人，跌倒的可能性相对小。但是，大多数跌倒是发生在经常经历的、危险性相对

小的日常活动中，如站立、行走、穿衣、上下床椅、如厕、做饭、沐浴等；只有少数跌倒是发生在有危险的活动中，如爬梯子、搬重物、参加竞技活动等，因为这类活动本身较少，并且在从事这类活动时往往都比较小心谨慎，可以说从主、客观层面均减少了跌倒发生的可能。老年人防跌倒，应在充分考虑老年人生理、行为特点的基础上，判断环境对跌倒发生的影响。

 四、社会经济因素

随着科技的发展和进步，人类抵御自然灾害的能力不断增强，自然环境对人心理的影响相对减少，但影响个人的社会条件和经济状况以及社会能力相关的因素，诸如社会变迁、受教育程度、工作变动、婚恋状况、家庭关系、经济收入、社会服务、医疗服务等，其往往不是导致老年人跌倒的直接原因，但却是影响老年人跌倒风险的宏观、深层次原因，且社会因素对人心理的影响越来越大，已经成为影响人心理的主要因素，而如前所述，心理问题一样可增加跌倒的风险。

第五章　老年人跌倒的预防

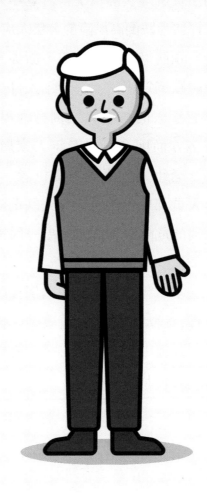

对于老年人来说，跌倒是可以通过采取科学措施得到有效预防控制的。预防老年人跌倒的重点是预防跌倒的发生，实施三级预防策略，同时兼顾经济、可利用资源等实际情况，对老年人进行跌倒风险评估，被评估为跌倒高风险的老年人应及时进行干预。

预防老年人跌倒应不断提升、强化老年人自身的预防跌倒意识，丰富老年人自身预防跌倒的知识，培养老年人的科学防跌倒行为习惯。老年人跌倒防控需多方面配合，如老年人家属、照料者、社区工作者、老年人健康服务提供者、相关部门和机构的工作人员都应该参与老年人跌倒防控工作。影响老年人跌倒的危险因素常常非单一因素，需进行多维度持续的干预。

本章将介绍老年人跌倒预防策略，并分别从健康教育、运动锻炼、环境改善、膳食营养支持、骨骼健康、合理用药、心理支持、适当助行等方面简述老年人跌倒的干预措施。

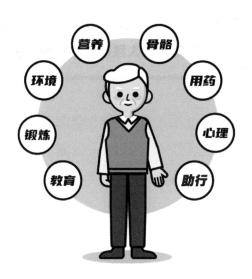

一、老年人跌倒的三级预防策略

　　预防老年人跌倒应按照三级预防策略，既重视预防跌倒的发生，从源头上减少跌倒，又积极实施跌倒后的救治和康复措施，降低跌倒导致损伤的严重程度，提升老年人的生活质量。

一级　预防老年人跌倒和跌伤的发生

一级预防：是指预防老年人跌倒和跌伤的发生。本级预防策略重点强调在跌倒发生前，针对跌倒影响因素采取措施，是预防跌倒的根本性措施。例如教授老年人防跌倒的知识和技能，让老年人通过运动锻炼、合理全面的营养摄入等方式延缓其身体功能的下降；规范老年人用药，对可增加其跌倒风险的疾病进行预防和治疗；同时还要培养老年人预防跌倒的行为习惯，并对老年人生活环境的安全状况进行改善。

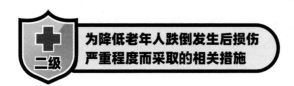

二级　为降低老年人跌倒发生后损伤严重程度而采取的相关措施

二级预防：为降低老年人跌倒发生后损伤严重程度而采取的相关措施。部分二级预防措施可在老年人跌倒发生前实施，例如给老年人穿着防护垫，可在跌倒发生时起到一定的缓冲作用，降低跌倒后造成骨折的风险。部分二级预防措施需要在跌倒发生后实施，例如老年人跌倒后根据现场情况采取止血、固定、心肺复苏等入院前急救措施。

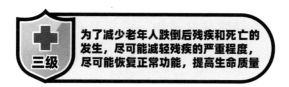

三级预防：目的是减少老年人跌倒后残疾和死亡的发生，尽可能减轻残疾的严重程度，尽可能恢复正常功能，提高生命质量。例如因跌倒导致骨折的老年人，应根据病情及时进行手术治疗，术后积极进行康复治疗及功能锻炼。

二、针对不同人群的老年人跌倒预防策略

（一）全人群策略

全人群策略指在整个人群中进行普遍预防，降低

整个人群对跌倒危险因素的暴露水平,如对环境进行适老化改造,尽可能去除环境中的跌倒相关危险因素,降低老年人在该环境中生活时跌倒的风险。例如在社区公共场所张贴预防老年人跌倒的海报,播放预防老年人跌倒的健康教育视频,可提升观看者预防跌倒的知识水平和意识。全人群策略可以让社区老年人整体受益,但无法针对每个老年人实际存在的跌倒危险因素进行干预,其效果有限。

(二)高危人群策略

高危人群策略是针对跌倒高风险人群重点预防的策略,旨在消除或降低跌倒高危人群的某些危险因素,以降低其跌倒风险。例如可根据一定的跌倒风险评估标准,从社区老年人中筛选出跌倒高风险的老年人,进行优先干预,达到针对性预防跌倒的目的。跌倒高风险老年人本身存在较多或较明确的跌倒风险,其发生跌倒的可能性高于一般老年人群,应及时进行跌倒预防。

三、跌倒风险评估

　　导致跌倒的因素较多，根据危险因素制定措施是预防老年人跌倒的基本思路。预防跌倒首先应对老年人进行跌倒风险评估。通过评估可确定跌倒风险水平、筛选出高风险人群和明确特定的危险因素，作为实施干预措施的基础和依据。识别出跌倒危险因素，对高风险人群和主要的危险因素进行优先、重点干预，可大大提高成本效益，起到事半功倍的效果。在不同时段对同一人群进行重复评估，还有助于掌握危险因素的变化情况和干预效果，对其进行动态管理。

　　为便于鉴别跌倒的危险因素，测量和评估跌倒风险，需采用不同的评估方法和工具。不同评估方法和工具各有优势和局限性，覆盖的跌倒危险因素维度不同，针对人群、所需评估资源等有所不同，目前尚未有公认或通用的老年人跌倒风险评估工具。理想的评估方法和工具应具有简便、易操作、评价结果准确可靠、对后续干预指导性强、耗时短等特征。下面简要介绍几类在我国使用较为广泛的评估方法和工具。

（一）跌倒史评估

有跌倒史的老年人再次跌倒的风险远高于其他人群，因此，跌倒史是判断老年人跌倒风险的重要依据，有跌倒史的老年人即为跌倒高风险人群。询问内容包括："过去一年内是否发生跌倒? 跌倒几次? 有无受伤?"

老年人常常对"跌倒"的理解与评估人员不同，故评估人员需要强调一下跌倒的定义，其包括滑倒、绊倒、摔倒、被碰倒等，既包括在同一平面上发生的跌倒，也包括从高处跌倒到低处，同时尽可能地询问跌倒事件发生的地点、时间、环境，跌倒时正在进行的行为活动，跌倒前有无不适，跌倒时的意识状态和跌倒方式，跌倒后起身和受伤情况等，可以通过询问这些信息分析可能的危险因素，可为预防再次跌倒提供重要线索。

（二）平衡能力和生理功能评估

平衡能力和生理功能评估方法与工具是开发较早、数量较多且应用广泛的一类跌倒风险评估工具。应用较多的评估方法有计时起立—行走测试（TUGT）、Berg 平衡量表（BBS）、Tinetti 平衡与步态量表（Tinetti POMA）和 X16 老年人平衡能力测试量表（X16-BS）等。TUGT 易于操作，耗时短且对评估者和评估条件的要求不高。BBS 因为与一些平衡仪测试结果接近，被视为平衡能力评估的"金标准"，是目前使用最为普遍的平衡量表，其不足在于无法评估动态平衡能力，耗时较长，且对理解能力低的老年人评估有一定困难。Tinetti POMA 和 X16-BS 包括对步态的评估，后者耗时短，更适合在社区老年人中进行大规模筛查时使用。此外，还有 Romberg 试验（闭眼单腿站立试验）、30 秒起立坐下测试、活动步态测试等简易测试方法可以选择。平衡能力和生理功能的评估需要老年人有一定的行走能力，评估时需做好监护。常用评估方法和工具简介见表 5-1。

表 5-1 常用平衡能力及生理功能评估方法和工具

评估方法 / 工具	具体操作	耗时	参考值
计时起立—行走测试（TUGT）	测试老年人从椅子上从坐位起立后行走 3 米再坐回椅子的时间	1～2 分钟	时间越短，表示受试者平衡和行走能力越好，有研究显示，测试时间 ≥ 14 秒，提示跌倒风险高
Berg 平衡量表（BBS）	包含 14 个项目，每个项目得分为 0～4 分，满分 56 分。要求受试者做出包括由坐到站、无支持站立、双臂交叉无支持端坐、站到坐、两个椅子间的转移、闭眼站立、双脚并拢站立、上臂前伸、弯腰拾物、转头向后看、转身一周、双足交替踏台阶、双脚前后站立、单腿站立的动作	15～25 分钟	41～56 分：跌倒低风险 21～40 分：跌倒中风险 0～20 分：跌倒高风险
Tinetti 平衡与步态量表（Tinetti POMA）	包含 16 个条目，满分 28 分。平衡测试包括坐位平衡、起身、轻推、闭眼—轻推、转身 360 度和坐下等 9 个条目。步态测试包括行走时起步情况、抬脚高度、步长、步伐连续性、步伐对称性、躯干稳定性等 7 个条目	10～15 分钟	25～28 分：平衡能力正常 / 跌倒低风险 19～24 分：平衡能力中度下降 / 跌倒中风险 0～18 分：平衡能力障碍 / 跌倒高风险

续表

评估方法 / 工具	具体操作	耗时	参考值
X16 老年人平衡能力测试量表（X16-BS）	共有 16 个条目，满分 20 分。包括 4 个静态平衡能力、4 个姿势控制能力和 8 个动态平衡能力	< 5 分钟	17 ～ 20 分：正常水平 13 ～ 16 分：轻度下降 7 ～ 12 分：中度下降 0 ～ 6 分：重度下降
功能性步态评价（FGA）	包括水平地面步行、改变步行速度、步行时水平/垂直方向转头、跨越障碍物、上下台阶等 10 项内容，4 个等级，满分 30 分	10 ～ 15 分钟	分数越高，提示平衡及步行能力越好，有研究显示 ≤ 19 分，提示跌倒风险高
功能性伸展测试（FRT）	受试者双足分开与肩同宽站立，手臂前伸，肩前屈 90 度，在足不移动的 1 ～ 2 分钟情况下测量受试者前伸的最大距离	1 ～ 2 分钟	< 15 厘米：跌倒高风险 15 ～ 25 厘米：跌倒中风险 ≥ 25 厘米：正常

除上述非仪器测试方法外，也可采用平衡测试仪器、智能穿戴设备等进行更加客观、精细地评估。

（三）跌倒相关心理因素评估

心理因素一定程度反映出老年人对自己跌倒风险的主观判断。通过心理评估可识别老年人跌倒相关不良心理因素，比如害怕跌倒心理、焦虑、不自信等。跌倒相关的心理评估工具主要有特异性活动平衡自信量表（ABC-16）和跌倒效能量表。抑郁和认知能力下降也会增加跌倒风险，可分别采用老年抑郁量表（GDS）和简易智能量表（MMSE）等工具来评价。

（四）环境危险因素评估

对环境跌倒危险因素进行评估，可为去除跌倒相关环境风险，进行环境适老化改造提供依据，也可提高老年人对环境危险因素的认识。目前国内针对环境评估的方法和工具数量较少，且多为针对城市地区住宅和建筑环境而设计的。

（五）助行辅具和鞋子评估

助行辅具可以协同身体功能障碍老年人行动，降低跌倒风险，若选择不合适的辅具或使用方式不当反而会增加跌倒风险。所以评估老年人使用的助行辅具十分必要。首先评估是否选择了类型合适的辅具，如高龄老年人使用单手拐杖已经不能保障其安全，应使用环形助行器等其他辅助工具。其次是进行细节评估，如对拐杖的评估主要包括手柄、拐杖底端、长度和重量等。助行辅具种类较多，可咨询相关专业人员对其评估。

不合适的鞋可增加老年人跌倒的风险。由于人体进入老年阶段后，身体功能发生变化，既往穿着合适的鞋可能不再合适，或无法发挥预防跌倒的作用，需定期评估鞋子的安全性。评估时重点注意鞋底要防滑，鞋跟不能过高，大小合适等。

（六）跌倒风险综合评估

针对跌倒相关不同维度的危险因素进行综合评估，能更全面了解老年人的跌倒风险。跌倒风险综合评估可作为筛查跌倒高危对象的方法，也能为识别可干预的危险因素提供依据。

老年人跌倒风险自评量表简单易行，其内容如下。

1. 我在过去一年里跌倒过。

2. 我有时候走路感到不稳。

3. 我担心跌倒。

4. 我在家中走路时，需要扶住家具来保持平稳。

5. 我使用或被建议使用拐杖／助行器行走，来保障安全。

6. 我需要用手撑扶才能从椅子上站起来。

7. 我过马路有些困难。

8. 我经常急着上厕所。

9. 我足部感觉有些减退。

10. 我服用的药有时让我感到头晕或疲乏。

11. 我在服用安眠或调节情绪的药。

12. 我经常感到难过或情绪低落。

说明：题1、题5选"是"各得2分，其他题选"是"各得1分，选"否"不得分，满分为14分。当题1、题2、题3任意一项选择"是"或者总得分≥4分，提示有跌倒风险。

 四、预防老年人跌倒的干预措施

　　预防控制老年人跌倒应针对已知的、可改变的跌倒危险因素。多数预防老年人跌倒的干预措施可从

健康教育、运动锻炼、环境改善、膳食营养支持、
骨骼健康、合理用药、心理支持、适当助行等方面
进行。

（一）健康教育

健康教育的目的是提升老年人、老年人照护者及
老年人健康服务人员等人群预防跌倒的知识水平和技
能水平，帮助老年人养成科学的防跌倒行为习惯，进
而减少老年人跌倒的发生，降低跌倒后损伤的严重程
度，其在预防老年人跌倒中发挥着重要的基础作用。
通过不同途径和方式实施的健康教育，达到的防跌倒
效果也不同。

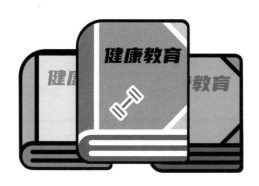

预防老年人跌倒的健康教育首先应强调预防跌倒的重要性，如跌倒的危害、跌倒相关危险因素、跌倒的可预防性。其次，普及跌倒防控措施，如跌倒风险评估方法、预防跌倒运动锻炼方法、改善居家和社区环境的方法、预防跌倒管理用药的方法、正确的防跌倒行为习惯、使用防跌倒辅具的方法、调整心态的方法、建立防跌倒行为习惯等。最后，让受众了解跌倒发生时救助和紧急处置的方法以及跌倒导致损伤的治疗和后续康复措施。

1. 针对老年人群

　　老年人是预防跌倒健康教育最重要的对象。但在文化程度、身体功能、健康状态、生活习惯、经济条件、家庭状况等方面可能存在较大区别。在进行健康教育时，应结合老年人日常的衣、食、住、行等生活起居密切相关的防跌倒内容，根据老年人不同年龄段、文化程度、居住地等因素调整健康教育内容，使其易学、易懂、易操作，因为老年人多存在记忆力弱的特点，还需要反复、多次强化教育内容。

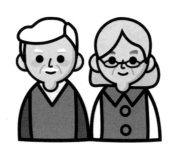

2. 针对老年人家属和照护者们

除了老年人本人外，老年人家属和照护者的健康教育也十分重要，能弥补对老年人群体健康教育的不足。家属和照护者接受相关知识后，能更好地帮助老年人完成日常行为，同时最大限度地减少生活中的跌倒危险因素，降低其跌倒发生风险。尤其是对日常生活能力较差的老年人，提升家属和照护者的预防跌倒能力是关键。

家属和照护者的防跌倒健康教育应注重与照护老年人日常起居相关的防跌倒内容，包含评估和优化居家卫生间、客厅、卧室和阳台等功能区，减少跌倒的环境危险因素，同时鼓励、协助老年人建立运动锻炼等防跌倒行为习惯，选择和维护防跌倒辅具，在医务人员指导下帮助老年人合理用药等。

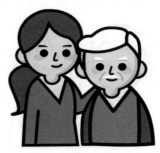

（二）适宜的运动锻炼

大量研究显示，规律的运动锻炼能增强肌肉力量、柔韧性、平衡能力、步态稳定性、灵活性，缩短反应时间，进而降低老年人跌倒的发生风险。适宜的运动锻炼需贴合老年人自身情况，具有可行性、可持续等特点，同时也需要包含力量锻炼、平衡锻炼、有氧锻炼、步态训练和功能性训练五个方面。

1. 力量锻炼

力量是影响老年人平衡能力的重要因素，是平衡和稳定功能正常发挥的基础，同时它也决定了跌倒将要发生的瞬间人体维持住平衡、避免跌倒的能力。老年人由于身体衰老或者合并多种基础疾病，活动耐力下降，会逐渐倾向于喜欢久坐、久卧，比起上肢力量，下肢力量下降更为明显，因此增强下肢的肌肉力量，对预防老年人跌倒有重要意义。国内外预防老年人跌倒相关的指南和专家共识均指出力量锻炼对于降低老年人跌倒风险，增强其预防跌倒能力有重要的价值和意义。

预防老年人跌倒的力量锻炼主要以下肢的力量锻炼为主，同时应结合日常的生活场景。主要包括以下肌群锻炼。

1）臀部肌群（直腿后抬）：练习者站立位，可手扶周围的固定物体帮助维持平衡。身体直立，一条腿直腿向后外上方抬起，感受臀部肌肉收紧发力，在最高处保持 3 秒，之后控制腿缓慢下落，每次重复上述动作累计 30 次，见图 5-1。每周练习 3 ～ 5 次。

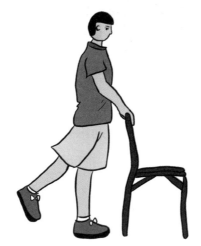

图 5-1 臀部肌群力量锻炼（直腿后抬）

2）大腿前群肌（向前踢腿）：练习者可坐在床边或椅子上，双腿屈膝90度，然后训练一侧腿大腿前侧用力，将小腿抬起到与地面平行的位置，使膝关节尽量伸直，之后缓慢有控制地将小腿落下，重复上述动作，10～15个为1组，完成2组。两条腿交替进行，见图5-2。每周练习3次。

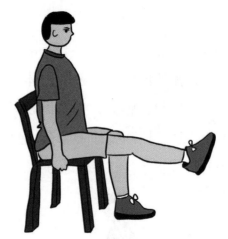

图5-2　大腿前群肌的力量锻炼（向前踢腿）

3）大腿后群肌（向后勾腿）：练习者站立位，可手扶周围的固定物体帮助维持平衡，一条腿屈膝，足跟向后抬起靠近臀部，之后缓慢有控制地将小腿落下，回到初始位置，重复上述动作，10～15个为1组，完成2～3组，见图5-3。锻炼时应结合日常生活场景，可以在靠近固定物体的场景下进行。

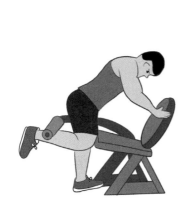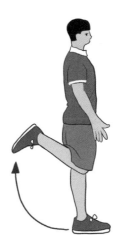

图 5-3 大腿后群肌力量锻炼（向后勾腿）

4）小腿前群肌（勾脚尖）：练习者站立位或坐位均可，将一条腿的脚尖勾起来，使脚面靠近小腿前侧，10～15 个为 1 组，完成 2～3 组，见图 5-4 。锻炼时应结合日常生活场景，可以在靠近固定物体的场景下进行。

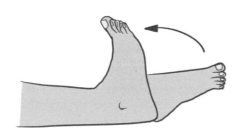

图 5-4 小腿前群肌的力量锻炼（勾脚尖）

5）小腿后群肌（提脚后跟）：站立位，练习者可手扶周围的固定物体帮助维持平衡，双足足跟向上抬起离开地面，之后缓慢有控制地下落，还原到初始位置，重复上述动作，10～15个为1组，完成2～3组，见图5-5。锻炼时应结合日常生活场景，可以在靠近固定物体的场景下进行。

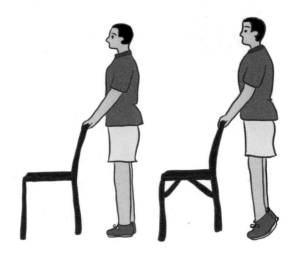

图5-5　小腿后群肌的力量锻炼（提脚后跟）

老年人力量锻炼前要进行全面医学检查和评估，以减少不必要的损伤。建议由医务人员制定个性化的运动处方，选择适合的锻炼强度和频率。锻炼前要进行热身，锻炼后要进行放松整理活动。锻炼要量力而行、循序渐进，锻炼时组间要有休息。练习过程中要注意呼吸的节律和频率，不要屏气，如出现疼痛、头晕或心慌等不适，应立即停止练习并及时就医。

2. 平衡锻炼

国内外预防老年人跌倒相关指南和科学研究指出，平衡锻炼对于降低跌倒风险的作用最为明显，应作为预防老年人跌倒运动锻炼中最重要、最核心的部分。平衡性和稳定性的好坏直接决定了跌倒的风险大小。平衡锻炼对于增强老年人的本体感觉、稳定性和神经肌肉控制能力等有重要作用。

老年人预防跌倒的平衡锻炼根据目的和方式不同，分为静态平衡锻炼和动态平衡锻炼，均可以结合在日常生活场景中完成。

1）静态平衡锻炼

（1）双脚并拢站立：在稳定平面，练习者将双脚并拢，睁开双眼，身体自然保持站立30秒左右，尽量不要晃动。其他人可以触碰练习者给予干扰。练习者如果感觉难以完成，可以先从手扶一个固定物体开始，之后逐步进阶到不需要借助任何帮助维持站立的平衡。若能够比较轻松完成，可以尝试闭眼保持平衡30秒，闭眼锻炼时应注意安全，可在靠近固定物体的场景下进行，见图5-6。

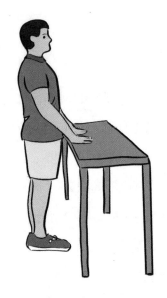

图5-6　双脚并拢站立

（2）单脚站立：在稳定平面，练习者睁开双眼，将一只脚抬起，另一只脚维持站立平衡，保持30秒左右，尽量不要晃动。双脚交替进行锻炼。其他人可以触碰练习者给予干扰。练习者如果感觉难以完成，可以先从手扶一个固定物体开始，之后进阶到不借助任何帮助维持站立的平衡。在能够比较轻松完成后，可以尝试闭眼保持平衡30秒，见图5-7。

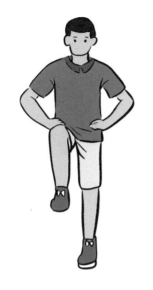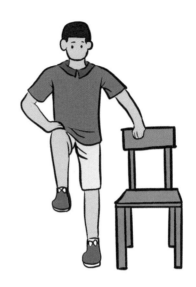

图 5-7 单脚站立

（3）不稳定平面练习：站在软垫上，练习者睁开双眼，双脚分开与肩同宽，保持站立平衡 30 秒左右。练习者如果感觉能够轻松完成，可以尝试闭上双眼。之后可以进阶到将双脚并拢维持站立平衡 30 秒，睁眼完成比较轻松后可以进阶到闭眼练习。此外，还可以单足轮流支撑站立，保持平衡 30 秒；也可以进阶到闭眼练习。最后还可以尝试站在更软、更不稳定的平面上进行锻炼，比如站在气垫或波速球上。练习方式和进阶流程同上，见图 5-8。

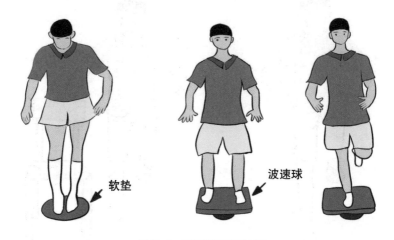

软垫　　波速球

图 5-8　不平稳平面练习

2）动态平衡锻炼

（1）身体摆动的"不倒翁"练习：练习者双脚开立，与肩同宽，将身体向前后左右四个方向交替摆动到最大幅度，不要向一侧倾倒，保持好平衡。注意练习者身边一定要有能扶住的固定物体，在应急时避免跌倒。将完成向四个方向的摆动记为 1 个动作，10 ～ 15 个为 1 组，做 2 组。之后可以进阶到双足并拢站立完成上述练习。

（2）足跟对足尖"一字走"：练习者在行走过程中，向前迈步的足跟与后脚的足尖在一条直线上，如

同"一"字，之后后脚向前迈出，其足跟与对侧足尖
再次在一条直线上，如此反复，进行"一字走"训练，
类似于竞走运动，分别向前和向后走，见图 5-9。走
10 ～ 20 步为 1 组，每天 3 组。

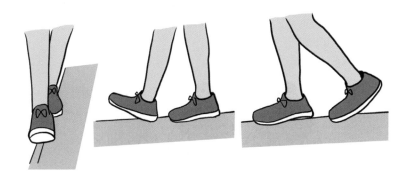

图 5-9 足跟对足尖"一字走"

（3）侧向行走：练习者向侧面迈步走，脸始终
面向前方，向左侧或者右侧分别行走。练习时还可
使用弹力带增加对肌肉力量的锻炼，见图 5-10。走
10 ～ 20 步为 1 组，每天可做 3 组。

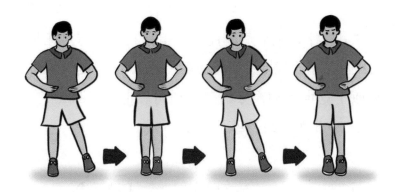

无弹力带

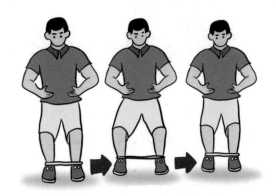

使用弹力带

图 5-10 侧向行走

（4）跨步练习：设定合适的障碍物高度，练习者抬起一条腿跨步，向前和向后跨过障碍，两条腿交替练习；也可以从侧面跨过障碍进行练习。10 ～ 15 个 1 组，做 3 组。

平衡锻炼注意事项

　　平衡锻炼应结合日常生活场景进行。老年人在进行平衡锻炼时身边必须有可手扶的固定物体，同时身边需要有家人或照护者陪护，避免发生跌倒。练习者在练习过程中要保持正常呼吸，不要屏气，如出现疼痛或头晕、心慌等不适，应立即停止锻炼并及时就医；锻炼前要进行热身，锻炼后要进行放松整理活动；可脱鞋光脚进行平衡锻炼，加强锻炼效果。平衡锻炼场地要尽可能开阔、安全，保证锻炼空间的安全性。锻炼需根据老年人自身能力合理选择方式和难度，循序渐进。

3. 有氧锻炼

　　有氧运动可以改善老年人的心脑血管功能，控制甚至减轻体重。多个老年人跌倒预防指南均推荐在预防跌倒的运动计划中应包含有氧耐力训练，以提高老年人的身体健康素质，但有氧耐力训练不能作为单一的预防跌倒的运动训练方式。有氧锻炼的方法如下。

（1）健步走与健身舞：研究发现，健步走、健身舞均可以在一定程度上改善中老年人的平衡能力，提高下肢肌力。相较于不锻炼者，健步走可以在一定程度上提高锻炼者下肢肌力及各姿势下维持姿势稳定的能力，但其改善效果相较于健身舞而言，并不显著；健身舞更多地通过刺激前庭系统改善锻炼者的平衡力，相较于健步走，健身舞是预防跌倒更有效的锻炼方式。建议老年人依据"170－年龄"得出靶心率，根据自身耐受度每周至少进行150分钟的达到靶心率的锻炼。

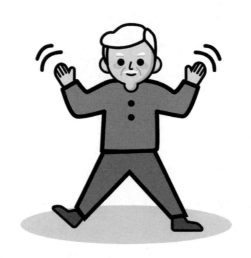

（2）北欧式健走：北欧式健走是一种用特制手杖进行的简单安全的健走运动。它是由滑雪的夏季训练

演化而来的。可以把两手拄着两根手杖大步向前迈的"北欧式健走"想成是脚下没有滑雪板的滑雪运动。这项运动和正常走路时只用到双腿不同，可强化背部、腹部、腿部和手臂肌肉，同时可促进心肺功能，平均比正常走路要多燃烧 46% 的热量。这项运动"比散步有效，比慢跑安全"，并且，这项运动会用到身体 90% 的骨骼肌，相比之下，游泳只用到 35%，跑步只用到 70%。研究表明，其可以改善老年人的步态与姿势、身体力线的对称性。建议老年人在专业人士指导下，选择合适长度的手杖，熟悉动作技巧后再进行锻炼，每周可进行 2～3 次，每次 45 分钟。

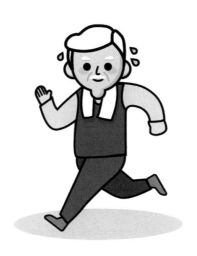

有氧锻炼的注意事项

有严重心脑血管疾病或运动禁忌证的老年人应在运动前进行专业的评估，并在专业人士的指导下进行运动锻炼。运动前要进行热身，运动应穿着舒适宽松的衣服，运动后要进行放松拉伸，锻炼时间以下午或者傍晚为宜。要循序渐进、持之以恒，才能有效预防跌倒。

4. 行走训练

老年人的日常生活和自理能力需要正常行走能力作保障。随着年龄的增加，衰老不可逆转，老年人身体的各项功能都出现增龄性衰退，表现为肌肉减少，绝对肌力及肌肉周围的韧带等辅助结构的弹性下降。老年人逐渐出现行走稳定性下降、步幅缩小等情况。行走时支撑腿的足部与地面的接触面积变小，使得老年人行走稳定性下降。70 岁以上的老年人在行走过程中足功能下降更明显。行走训练可提高老年人的平衡能力和步行的稳定性，降低跌倒风险，目前被认为是一种有效的预防跌倒的训练，并被推荐用于预防跌倒的运动计划中。

1）跨障碍步行

通过改善足部的受力分布，增加足部的稳定性，从而增强抵抗行走中不平稳因素的能力。同时，该训练可以改善老年人应对障碍物的策略，尤其对那些因害怕跌倒而不去进行户外活动的老年人有帮助。

具体方法：在练习行走的道路中间放置障碍物，参与者用舒适平常的步速，以优势脚作为启动脚跨过障碍物。步速不需要过快，以平常走路时的步速即可，但要求动作具有连贯性。每周进行3次练习，每次练习12组，每组先进行2次跨过障碍训练，然后休息20秒。

障碍物设置方法：将长1米、宽2厘米、高1厘米的木棍放于2个高11厘米的箱子上，这样障碍物的高度就达到12厘米，与人行道砖的高度相似。不要将木棍固定于箱子上，以降低训练中摔倒概率，保证老年人的安全。老年人可根据家里的条件选择类似的物品进行设置，方便在家里练习。

2）步行灵活性训练

一组间歇性训练计划，包含快走、慢走、倒走、行走时向各个方向转向、频繁地启动与停止和持物行走。根据老年人自身的情况来改变训练难度与间歇时间，有利于提高持续步行的能力。

3）足部保健操

在常规的平衡、抗阻、步态训练之后，进行足部保健操，有利于更好地提高下肢肌肉力量。具体方法分为三步，包括 2 分钟的热身、4 分钟的足部保健操和4 分钟的踝关节牵拉。2 分钟的热身指在坐位或站位下的抬足跟和足趾，以及足跟走和足趾走，见图 5-11。

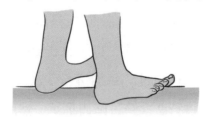

图 5-11　足跟走

4 分钟的足部保健操包括足部的多方向运动、足趾的分离、用足抓物、使用足部进行写字的技巧性游戏，见图 5-12。

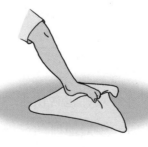

图 5-12　足抓物

4分钟踝关节牵拉包括两种静态牵拉：第一种，双脚前后站立，手扶墙保持稳定，后腿膝关节伸直，躯干挺直，骨盆向墙靠近的同时脚跟不离地，感受小腿的拉伸。第二种，在第一种姿势下，弯曲两腿膝盖逐渐下蹲至自身可以承受的最低点，见图5-13。每种牵拉方式持续30秒，左右各做2次，每次之间进行15秒的休息。

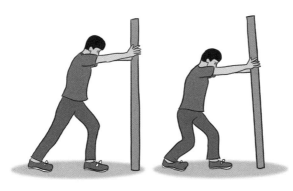

图5-13　踝关节牵拉

行走训练的注意事项

老年人需在家属或专业人员的保护下进行行走训练，穿宽松衣服和防滑鞋，场地宽敞、安静，光线柔和，温度适宜，地面干燥防滑，防止发生意外。训练前应进行热身活动，例如坐站练习、重心转移练习等。老年人如有严重步态功能障碍，应到专业医疗机构进行纠正。

5. 功能性训练

功能性训练主要是全面锻炼身体功能的动作训练，是从协调性、灵活性、平衡性、稳定性等方面进行多关节、多平面和多本体感觉的练习，使神经、肌肉、骨骼系统更加适应不同年龄身体的需求。研究表明，功能性训练能够有效降低老年人发生跌倒的风险。具体方如下。

（1）太极拳：太极拳较临床物理疗法更能明显降低跌倒发生风险，尤其对跌倒高危人群效果更好。高频次太极拳训练可提高老年人的平衡性和灵活性，减轻害怕跌倒的程度，提高自信心，从而减少跌倒的发生。推荐在专业人员的指导下进行太极拳锻炼，每次锻炼 1 小时左右为佳。熟练后可居家进行太极拳锻炼，每次持续 30 分钟左右即可。

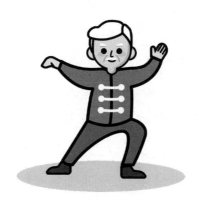

（2）八段锦：八段锦作为一种中医传统保健疗法，可明显提高老年人上下肢肌力、姿势平衡能力、运动协调能力以及关节和神经系统的灵活性。现有研究显示，坚持 2 个月至 3 个月的八段锦锻炼能够有效预防老年人跌倒的发生。八段锦简单易学、动作舒缓、场地要求低，可鼓励老年人定期规律进行团体练习或个人练习。建议在专业人士指导下进行适当合理的锻炼，锻炼时配合正确呼吸，每次锻炼 30 分钟左右为佳。

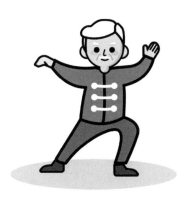

（3）瑜伽：对于老年人来说，瑜伽可提高人的柔韧性和平衡性，这种训练能够降低跌倒风险。瑜伽注重呼吸的调节、身心意识的调整和姿势的维持，能帮助老年人提高平衡能力、灵活性、专注度，降低其发生跌倒的概率。但瑜伽运动较为复杂，需要在专业人员的指导下循序渐进地学习。

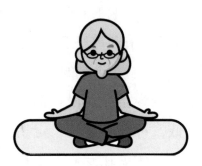

（4）舞蹈类运动：舞蹈类运动是一项传统的结构性锻炼项目，可以既安全又有趣地提高人体平衡能力。研究显示，舞蹈对人体平衡、力量、步态和动态灵活性均有较好效果。舞蹈类运动由多种简单动作组成并配合欢快的音乐进行，故在老年群体中广受欢迎，并且学习舞蹈时需要集中注意力，这样在舞蹈类运动中便可同时锻炼平衡能力、动作协调性和认知功能。

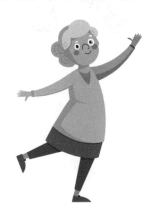

功能性训练的注意事项

一些功能性训练对环境的要求较高，且动作幅度较大，一定要在专业人员指导下进行训练。锻炼前要进行充分热身，锻炼后要进行放松整理活动。建议老年人穿宽松衣服和防滑鞋，防止发生意外。锻炼要根据自身能力合理选择方式，循序渐进。

老年人运动锻炼的种类繁多，形式多样。组织实施老年人运动锻炼预防跌倒时，应根据老年人身体情况、喜好、家中环境等因素进行选择。

（三）环境改善

环境因素是影响老年人跌倒的重要因素之一。地面不够平整、地面湿滑、照明不足、缺少扶手、有障碍物等是环境中较常见的跌倒危险因素。家作为多数老年人主要的生活场所，是半数以上的老年人跌倒发生的场所。因此，提升住宅室内环境的安全性对预防跌倒具有十分重要的意义。除了对住宅室内环境的安全性进行改善外，对社区室外环境、公共建筑等老年人常去的公共场所进行环境改善，也可以有效减少老年人跌倒发生的可能性。

1. 住宅室内环境改善措施

1）照明控制措施

老年人由于生理功能的退化或受眼部疾病的影响，对室内照明的需求较年轻人更高。不达标的灯光设计不仅会给老年人带来生活上的不便，而且容易使老年人看不清室内地面高差及障碍物，增加跌倒风险。因此，注重室内灯光设计，使光线适应老年人的行为需求，是预防老年人跌倒的重要措施。

（1）照明

室内照明过暗或过亮，都不利于预防老年人跌倒。适宜的照度能保证老年人可以看清环境情况，减少视疲劳的发生，同时还要避免出现急剧的照度变化。

（2）灯具开关和插座

灯具开关和插座的设置应结合老年人的行为模式和使用习惯，综合考虑其形式、高度及位置，避免老年人因灯具开关和插座设置不合理而导致跌倒。同时，应采取措施避免眩光导致的跌倒。首先，尽量使用间接照明，不要使用裸露的灯泡或灯管；其次，采用多光源照亮整个房间，避免一室一灯产生阴影和眩光；最后，避免大面积使用反光材料，减少其反射光所造成的眩光危害。

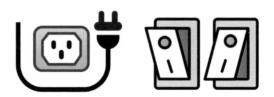

（3）灯具

灯具选择及布置位置应综合考虑房间功能及老年人的生理特点，除要考虑视觉老化时的常见问题，还要考虑患有白内障等眼部疾病的老年人对色彩识别能力减退的问题，应加强照明灯具所形成光线的色彩的辨识度；采用均匀通亮、无频闪、无眩光的灯光设计；宜选择满足不同照度跨度需求的可调节灯具。

①玄关的整体照明要选择柔和的光线，可在柜子周围安装集中配光的灯带作为间接照明。如果地面是瓷砖或者大理石抛光饰面，要特别注意避免其反射光所造成的眩光危害。

②过道的灯具一般采用壁灯或者筒灯，灯具应该安装在靠近入口处，方便老年人进出的同时，保证房间内外照度不会差距过大。考虑到老年人夜间会有起夜的情况，应安装脚边灯或小夜灯，光线不宜过明或过暗。同时，应调查灯具高度，保证老年人的脚下全部被照亮，避免因局部阴影造成跌倒。

③设计卧室照明时，首先应考虑老年人睡觉时的位置和姿势，不让光线直射老年人面部。其次，考虑到老年人的起夜的情况，宜采用多点照明方式，安装小夜灯或脚边灯。同时，在靠近床铺的位置放置触手可及的台灯或灯具开关，可使用遥控开关、感应开关，避免老年人起夜时跌倒。

2）地面处理措施

滑倒与绊倒是老年人室内跌倒的常见原因，因此地面防滑、避免高差是预防老年人跌倒的重要措施。

（1）防滑

地面防滑可通过选用防滑材料及保持地面清洁干燥进行改善。

①对于客厅、卧室、玄关等干燥的空间，在选择铺地材料时，可选择防滑性能和冲击力吸收性能好的材料，在防止老年人滑倒的同时减少跌倒对老年人造成的伤害。选择交通空间的铺地材料时还应考虑耐久性能，减少拐杖、轮椅等步行辅助器具对地面材料造成的损伤。同时，应保持地面洁净干燥，保持良好通风，避免因地面湿滑导致跌倒。

②对于厨房和卫生间等较为潮湿的空间，应选择即使有水也不易滑倒的地面材料，如表面略粗、摩擦系数大、冲击力吸收性能好的材料。同时，应尽量保持地面的干燥整洁，避免积水和油污的形成。卫生间地面除了选用防水、防滑材质，还需做到干湿分区，特别注意将洗浴湿区集中后置，并与坐便器、洗手盆等干区分开，减少干区地面被水打湿的可能。湿区采用防滑地垫加强防护作用，同时合理设置地漏位置，使地面排水顺畅，避免积水。卫生间应保证良好的空气流通，能够迅速除湿，使地面

尽快干燥。

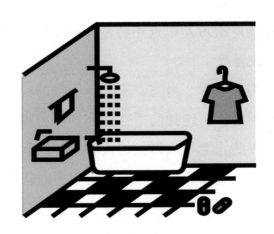

（2）避免高差

尽管地面高度差有时很小，但仍是老年人跌倒的危险因素。因此，室内装修设计、改造时，应避免出现不必要的高差。《老年人照料设施建筑设计标准》规定，当有不可避免的高差时，应尽量控制在15毫米以内，并设置缓坡过度。对于家电的线路等应通过合理设计电路进行集中整合，避免老年人在交通空间因电线导致绊倒。若地板上铺设有地毯或地垫，应保证其平整，不要出现褶皱或边缘卷曲，并使用防滑胶垫将地毯固定于地板，避免其滑动。

3）家具摆放措施

玄关设置坐凳，以方便老年人换鞋、穿衣，旁边设置扶手帮助老年人坐下、起身。

门厅不要有杂物堆积，尽量保持通畅。

客厅内不宜放置杂物，所有物品应放置在老年人伸手可及之处，使其不需要借助凳子或梯子取物，避免发生因登高取物而跌倒的情况。此外，物品和家具的位置不宜经常变化，使老年人生活在熟悉的环境中，以免发生碰撞、绊倒。因老年人行动不便、身体不灵活，应合理选择坐具的高度，选择有支撑扶手的坐具。

对于厨房家具的摆放，应合理规划厨房动线，使其符合烹饪的操作顺序，避免老年人因不必要的转身和走动导致跌倒。厨房家具应满足使用轮椅和挂拐杖等的老年人的特殊需求。

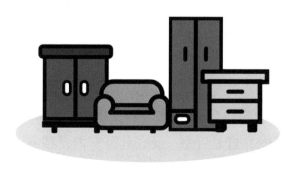

对于储物柜尺寸设计。需考虑老年人的接触高度范围，按使用频率的高低以及物体的轻重变化，沿橱柜从下往上摆放，避免老年人存取物品发生跌倒。条件允许时，应使用具有下拉式置物架的橱柜。

对于卧室的家具，老年人床旁应设置供老年人使用的台面，台面的高度应符合老年人人体工程学，同时兼具储物功能，方便他们放置日常使用物品，避免老年人因下床取物发生跌倒。床边不应堆放杂物，以免老年人上下床时发生碰撞、绊倒。老年人应按照自身情况选择高度及硬度适合的床铺。床的高度以老年人下床时双脚可以踏在地板上为宜，避免出现双脚悬空的情况。床垫不应过软，以免老年人起身困难。

4）空间布局

合理规划空间布局，最大限度缩短各空间之间的交通流线，可以让老年人的日常生活更便捷。特别需要注意卫生间与老年人卧室的空间关系。老年人因为生理原因，去卫生间较频繁，但体力有限，尤其是在夜间，容易发生跌倒。因此，应尽可能缩短老年人去卫生间的行动路线，减少不必要的动作和过程。卫生间应尽可能靠近其卧室，或在其卧室内设独立卫生间。

此外，餐厅应设置在厨房附近，以方便拾取和放置餐具等活动，避免老年人手持餐具行走较远距离。

5）辅助设施

（1）栏杆、扶手

起居室、走道墙面、沙发、淋浴间、盥洗台、坐便器应设置扶手方便老年人在起立、行走和落座时撑扶。

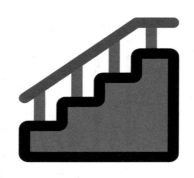

（2）坐凳

①盥洗坐凳：盥洗台前的坐凳宜轻便、稳固，不占用过多空间。②淋浴坐凳：宜在淋浴间里设置座凳，让老年人采取坐姿洗浴，也便于他人提供帮助。淋浴间内应留有放置坐凳的空间。坐凳要防水、防锈、防滑。当采用钉挂在墙壁上可折起的坐凳时，需要注意

其安装的牢固性，以及与喷头开关的位置关系，使老年人坐着洗浴时也方便调节喷头开关。适老化住宅室内环境的改造涉及的改造区域、改造项目、用品配置较多，进行改造时可根据可利用资源的现状选择性实施。部分改造项目和老年用品配备可参考由民政部等九个部门于2020年发布的《关于加快实施老年人居家适老化改造工程的指导意见》中"老年人居家适老化改造项目和老年用品配置推荐清单"。

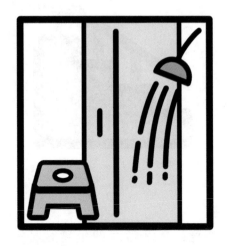

2. 公共环境改善措施

1）楼梯

楼梯是老年人发生跌倒的常见地点。楼梯应易识别，使老年人能清楚地看到每一阶楼梯的位置；

应避免铺设易反光的材料，减少因光线反射而出现的眩光，致使老年人产生视觉偏差。除此之外，踏面的颜色应选取醒目、易识别的颜色，避免因视力下降而看漏导致跌倒。同样，夜灯照明装置也必不可少。除此之外，应保证楼梯踏面具有一定的防滑性，踏面应为防滑材质，可在踏面的边缘处设置防滑条，且防滑条与踏面在同一水平面。

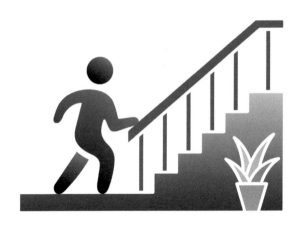

电梯入户能极大程度地降低老年人在上下楼时的跌倒风险，帮助老年人安全出行。

2）活动场所

（1）场地无障碍设计。老年人的活动场地应地面平整，设置防滑铺地且场地坡度不大于 3%，在有高差的地方应设置坡道、扶手等。完善保护性设施，如保障台阶平坦、台阶两侧设置扶手、有醒目的警示标志等，同时定期打扫、维护，保证场地的安全性。

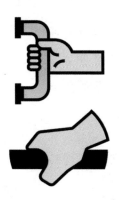

（2）场地布局设计。老年人在社区的日常活动需求基本分为散步、跳舞、与儿孙游玩等较为吵闹的活动，和下棋、休憩等较为安静的活动。在社区规划时，应考虑到老年人的不同需求，设置合理的动静分区，避免因活动冲突产生跌倒的风险。

3. 智慧社区

随着科技进步，网络信息化的推进，社区内的监控报警系统也愈发完善，采用高清无死角监控、全天候监控和智能分析系统，对防止老年人跌倒及跌倒后的救助有十分重要的意义。智能运动手环、手表的佩戴不仅可以监测心率、运动步数，也具备定位、报警功能。老年人一旦发生跌倒等异常情况，便携设备会第一时间报警至监控中心，并发送位置信息，提醒家人、社区人员等进行救助。

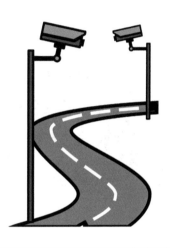

　　从预防老年人跌倒的角度改善环境是适老化环境改造的重要内容，符合现阶段我国开展适老化环境建设的工作要求。在建筑规划设计阶段，就应充分考虑预防老年人跌倒的需求，从源头提升环境的安全性；对已建成的建筑和公共场所等应根据预防老年人跌倒的安全性需求，尽量对跌倒相关危险环境进行标识、改建。

（四）膳食营养支持

保持健康的生活方式和生活习惯，可以维护和提高老年人的身心健康水平，除了适当的户外运动和锻炼外，合理的膳食营养必不可少。

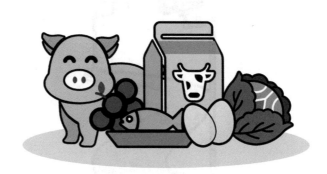

1. 平衡膳食准则

《中国居民膳食指南（2022）》（下文简称《指南》），推荐了平衡膳食准则八条，具体如下。

1）食物多样，合理搭配

平衡膳食模式是最大程度上保障人类营养需要和健康的基础模式，食物多样是平衡膳食模式的基本原则。多样的食物应包括谷薯类、蔬菜水果类、畜禽鱼蛋奶类、大豆坚果类等。《指南》建议平均每天摄入 12 种以上食物，每周 25 种以上。以谷类为主的膳食结构是平衡膳食模式的重要特征，建议平均每天摄入谷类食物 200 ～ 300 g，其中全谷和杂豆类 50 ～ 150 g，薯类 50 ～ 100 g。每天的膳食应合理组合和搭配，平衡膳食模式中碳水化合物供能占膳食总能量的 50% ～ 65%，蛋白质占 10% ～ 15%，脂肪占 20% ～ 30%。

2）吃动平衡，健康体重

体重是评价人体营养和健康状况的重要指标，运动和膳食平衡是保持健康体重的关键。各个年龄段人群都应该坚持每天运动，维持能量平衡，保持健康体重。体重过低和过高均易增加疾病的发生风险。推荐每周应至少进行 5 天中等强度的运动，累计 150 分钟以上；坚持日常身体锻炼，主动活动身体，最好每天行走 6 000 步；注意减少久坐时间，每小时起来动一动，动则有益。

3）多吃蔬果、奶类、全谷、大豆

蔬菜水果、奶类、全谷、大豆及其制品是平衡膳食的重要组成部分，坚果是膳食的有益补充。蔬菜和水果是维生素、矿物质、膳食纤维和植物化学物的重要来源。奶类和大豆类富含钙、优质蛋白质和 B 族维生素，对降低慢性病的发病风险具有重要作用。《指南》推荐餐餐有蔬菜，每天摄入不少于300g蔬菜，深色蔬菜应占1/2；推荐天天吃水果，每天摄入200～350g新鲜水果，但需注意，果汁不能代替鲜果；吃各种各样的奶制品，摄入量应相当于每天饮用300mL以上液态奶；经常吃全谷、豆制品，适量吃坚果。

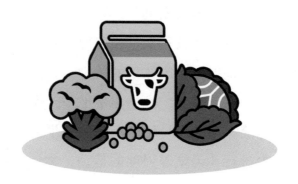

4）适量吃鱼、禽、蛋、瘦肉

鱼、禽、蛋和瘦肉可提供人体所需要的优质蛋白质、维生素A、B族维生素等，有些也含有较高的脂肪和胆固醇。目前我国畜肉消费量大，过多摄入对健康不利，应当适量食用。动物性食物优选鱼和禽类，鱼和禽类脂肪含量相对较低，鱼类含有较多的不饱和脂肪酸。蛋类各种营养成分齐全，瘦肉脂肪含量较低。过多食用烟熏和腌制肉类可增加部分肿瘤的发生风险，应当少吃。《指南》推荐成年人平均每天摄入动物性食物总量120～200 g，相当于每周摄入鱼类2次或300～500 g、畜禽肉300～500 g、蛋类300～350 g。

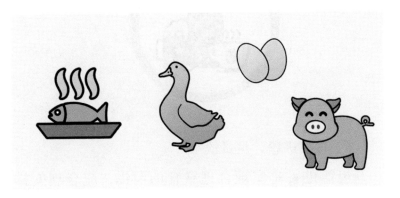

5）少盐少油，控糖限酒

我国多数居民食盐、烹调油和脂肪摄入过多，是目前肥胖、心脑血管疾病等慢性病发病率居高不下的重要因素。因此，应当培养的清淡的饮食习惯。《指南》推荐成年人每天摄入食盐不超过5 g、烹调油25～30 g，避免过多动物性油脂和饱和脂肪酸的摄入。过多摄入添加糖可增加龋齿和超重的发生风险，建议不喝或少喝含糖饮料，推荐每天摄入糖不超过50 g，最好控制在25 g以下。儿童、青少年、孕妇、哺乳期妇女不应饮酒；成年人如饮酒，一天饮酒的酒精量应不超过 15 g。

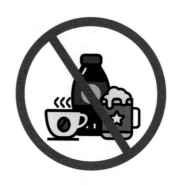

6）规律进餐，足量饮水

规律进餐是实现合理膳食的前提，应合理安排一日三餐，定时定量，饮食有度，不暴饮暴食。早餐提供的能量应占全天总能量的 25% ～ 30%，午餐占 30% ～ 40%，晚餐占 30% ～ 35%。水是构成人体成分的重要物质并发挥着多种生理作用。水摄入和排出的平衡可以维持机体适宜水合状态和健康。建议低身体活动水平的成年人每天饮 7 ～ 8 杯水，相当于男性每天喝水 1 700 mL，女性每天喝水 1 500 mL。每天主动、足量饮水，推荐喝白水或茶水，不喝或少喝含糖饮料。

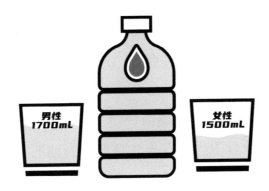

7）会烹会选，会看标签

食物是人类获取营养、赖以生存和发展的物质基础，在生命的每一个阶段都应该规划好膳食。了解各类食物营养特点，挑选新鲜的、营养素密度高的食物，学会通过食品营养标签的比较，选择购买较健康的包装食品。烹饪是合理膳食的重要组成部分，建议大家学习烹饪和掌握新工具，传承美味佳肴，做好一日三餐，

营养成分表

项目	每100毫升	NRV%
能量	xx千焦	xx%
蛋白质	xx克	xx%
脂肪	xx克	xx%
碳水化合物	xx克	xx%
钠	xx克	xx%

注：NRV 指营养素参考值。

家家实践平衡膳食，享受营养与美味。如在外就餐或选择外卖食品，按需购买，注意适宜份量和荤素搭配，并主动提出健康诉求。

8）公筷分餐，杜绝浪费

日常饮食卫生应首先注意选择当地的、新鲜卫生的食物，不食用野生动物。食物制备生熟分开，储存得当。多人同桌，应使用公筷公勺，采用分餐或份餐等卫生措施。勤俭节约是中华民族的传统美德，人人都应尊重和珍惜食物，在家在外按需备餐，不铺张不浪费。从每个家庭做起，传承健康生活方式，树饮食文明新风。文明用餐，促进公众健康和饮食系统可续发展。

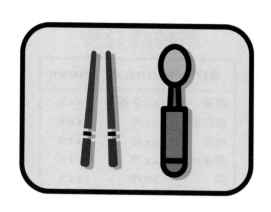

2. 五层宝塔膳食原则

《指南》将平衡膳食原则转化为各类食物的数量和所占比例，然后通过图形化形成中国居民平衡膳食宝塔。宝塔共分 5 层，各层面积大小不同，体现了 5 大类食物和食物量的多少。5 大类食物包括谷薯类、蔬菜水果、畜禽鱼蛋奶类、大豆和坚果类以及烹调用油、盐。食物量是根据不同能量需要量水平设计，为一段时间内成年人每人每天各类食物摄入量的建议值范围。

1）第一层：谷薯类食物。谷薯类是膳食能量的主要来源（碳水化合物提供总能量的 50% ~ 65%），也是多种微量营养素和膳食纤维的良好来源。《指南》中推荐膳食应做到食物多样、合理搭配。谷类、薯类和杂豆类是碳水化合物的主要来源。谷类包括小麦、稻米、玉米、高粱等及其制品，如米饭、馒头、烙饼、面包、饼干、麦片等。全谷保留了天然谷物的全部成分，是理想膳食模式的重要组成部分，也是膳食纤维和其他营养素的来源。杂豆包括大豆以外的其他豆类，如红豆、绿豆、芸豆等。我国传统膳食中，整粒的食物有小米、玉米、绿豆、红豆、荞麦等，现代加工产品有燕麦片等，因此，常把杂豆与全谷归为一类。薯类包括马铃薯、红薯等,可替代部分主食。

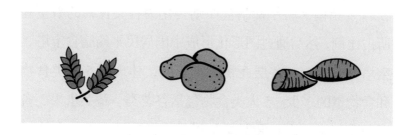

2)第二层:蔬菜、水果。蔬菜和水果是《指南》中鼓励大家多摄入的两类食物。蔬菜、水果是膳食纤维、微量营养素和植物化学物的良好来源。蔬菜包括嫩茎、叶、花菜类、根菜类、鲜豆类、茄果瓜菜类、葱蒜类、菌藻类及水生蔬菜类等。深色蔬菜是指深绿色、深黄色、紫色、红色等颜色较深的蔬菜,每类蔬菜提供的营养素略有不同,深色蔬菜一般富含维生素、植物化学物和膳食纤维,推荐每天占总体蔬菜摄入量的1/2以上。

水果多种多样,包括仁果、浆果、核果、柑橘类、瓜果及热带水果等。《指南》推荐吃新鲜水果,在鲜果供应不足时可选择一些含糖量低的干果制品和纯果汁。

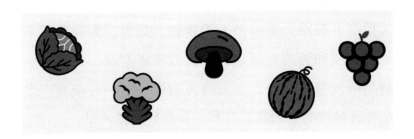

3）第三层：鱼、禽、肉、蛋等动物性食物。新鲜的动物性食物是优质蛋白质、脂肪和脂溶性维生素的良好来源，建议每天畜禽肉的摄入量为 40 ～ 75 g，少吃加工类肉制品。常见的水产品包括鱼、虾、蟹和贝类，此类食物富含优质蛋白质、脂类、维生素和矿物质，推荐每天摄入量为 40 ～ 75 g，有条件可以优先选择。蛋类包括鸡蛋、鸭蛋、鹅蛋、鹌鹑蛋、鸽子蛋及其加工制品。蛋类的营养价值较高，《指南》推荐每天 1 个鸡蛋（相当于 50 g 左右）。

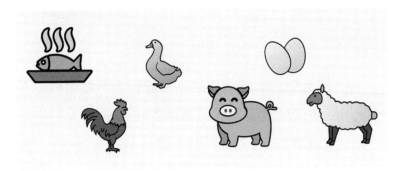

4）第四层：奶类、大豆和坚果。奶类和豆类是《指南》鼓励大家多摄入的食物。奶类、大豆和坚果是蛋白质和钙的良好来源，营养素密度高。在全球奶制品摄入量统计中，我国居民的摄入量一直很低，多吃各种各样的奶制品，有利于提高乳类摄入量。

大豆包括黄豆、黑豆、青豆，其常见的制品如豆腐、豆浆、豆腐干及豆腐皮等。坚果包括花生、葵花子、核桃、杏仁、榛子等，部分坚果的营养价值与大豆相似，富含人体必需的脂肪酸和必需的氨基酸。坚果无论作为菜肴还是零食，都是食物多样化的良好选择，建议每周摄入 70 g 左右（相当于每天 10 g 左右）。

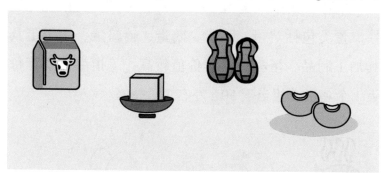

5）第五层：烹调油和盐。油盐作为烹饪调料必不可少，但建议尽量少用。《指南》推荐成年人平均每天摄入烹调油 25 ～ 30 g，食盐摄入量不超过 5 g。其他食物中也含有脂肪，在满足平衡膳食模式中其他食物建议量的前提下，烹调油需要限量。烹调油包括各种动、植物油，植物油如花生油、大豆油、菜籽油、葵花籽油等，动物油如猪油、牛油、黄油等。烹调油也要多样化，应经常更换种类，以满足人体对各种脂肪酸的需要。

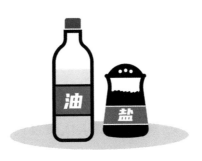

我国居民食盐用量普遍较高。盐与高血压关系密切，限制食盐摄入量是我国的长期行动目标。除了少用食盐外，也需要控制隐形高盐食品的摄入量。

酒和添加糖不是膳食组成的基本食物，应尽量避免烹饪使用和单独食用。

除此之外，水是膳食的重要组成部分，是一切生命活动必需的物质，其需要量主要受年龄、身体活动、环境温度等因素的影响。来自食物中的水分和膳食汤水大约占 1/2，《指南》推荐一天中饮水和整体膳食（包括食物中的水，如汤、粥、奶等）中的水摄入量共计 2 700 ～ 3 000 mL。

3. 老年人营养

根据《指南》中针对老年人的膳食指导，建议老年人的营养健康干预目标如下。

（1）能量：老年人能量推荐目标量 20 ～ 30 kcal/（kg·d），低体重老年人按照实际体重 120% 计算，肥胖老年人按照理想体重（身高 –105）计算。

（2）蛋白质：肾功能正常的老年人蛋白质目标量为 1.0 ～ 1.5 g/（kg·d），要求优质蛋白（常见食物有鱼、瘦肉、牛奶、蛋类、豆类及豆制品）占 50% 以上。

（3）碳水化合物：推荐碳水化合物摄入量占总能量的 50% ～ 65%。

（4）脂肪：推荐脂肪摄入量不超过摄入总能量的 35%，且饱和脂肪酸小于总能量的 10%，多不饱和脂肪酸占总能量的 6% ～ 11%。

（5）膳食纤维：推荐摄入量为 25 ～ 30 g/d。

（6）微量元素和维生素：在膳食摄入不足或存在某种营养素缺乏或不足时，可以适当补充。

（7）水：推荐摄入量约为 30 mL/kg。

4. 老年人基础膳食

进入老龄阶段，人的生理、生活环境、社会交往范围出现了较大的变化，特别是身体功能出现不同程度的衰退，如咀嚼和消化能力下降，视觉、嗅觉、味觉减退等，这些变化会增加一般老年人患营养不良的风险，降低其抵抗疾病的能力。良好的膳食营养有助于维护老年人身体功能，保持身心健康状态。多数高龄老年人身体各个系统功能显著衰退，常患多种慢性病，生活自理能力和心理调节能力显著下降，营养不良发生率高，需要他人照护，在营养方面有更加多样复杂的要求，需要专业、精细、个体化的膳食指导。

对于老年人来说，合理饮食指食物营养均衡、粗细搭配、松软，易于消化吸收。除此之外，家庭和社会应从各个方面保证其饮食质量、进餐环境和进餐情绪，使老年人保持健康的进食心态和愉快的摄食过程。

1）65～80 岁老年人膳食建议

人随着年龄增加，尤其是超过 65 岁，衰老的特征比较明显地表现出来。生理上的变化主要体现在代谢能力下降、呼吸功能衰退、心脑功能衰退、视觉和听觉及味觉等感官反应迟钝、肌肉衰减等。这些变化会影响老年人摄取、消化食物和吸收营养物质的能力，使他们容易出现蛋白质、微量营养素摄入不足，产生消瘦、贫血等问题，降低身体的抵抗能力，增加罹患疾病和跌倒的风险。

在一般成年人平衡膳食的基础上，应为老年人提供更加丰富多样的食物，特别是易于消化、吸收、利用，且富含优质蛋白质的动物性食物和大豆类制品。老年人应积极主动参与家庭和社会活动，积极与人交流；尽可能多与家人或朋友一起进餐，享受美味食物，体验快乐生活。老年人应积极进行身体活动，特别是户外活动，更多地呼吸新鲜空气、接受阳光，促进体内维生素 D 合成，延缓骨质疏松和肌肉衰减的进程。监测老年人的体重变化，用 BMI 指数评判（适宜范围为 $20.0 \sim 26.9\,\mathrm{kg/m^2}$）。不要求偏胖的老年人快速降低体重，而是应维持在一个比较稳定的范围内。在没有主动采取措施减重的情况下，如果出现体重明显下降，建议老年人主动去做营养和医学咨询。老年人应定期到正规的医疗机构进行体检，做营养状况测评，并以此为依据，合理选择食物，预防营养缺乏，保持健康，快乐生活。

老年人对能量需求随着年龄的增长而减少，但对大多数营养素的需求并没有减少，对某些重要营养素（如蛋白质和钙）的需求反而是增加的。然而老年人的味觉、嗅觉、视觉功能下降往往会导致食欲缺乏，其口味和食物选择随年龄增加逐渐固化，造成食物摄入品种单一的问题。因此，建议充分认识食物品种丰富的重要性，保障供应，丰富老年人的餐食。

（1）蛋白质

人体对动物性食物中蛋白质和微量营养素的吸收利用率高。但有不少老年人由于担心动物性食物中含有较多的饱和脂肪酸和胆固醇会增加慢性病的发生风险，很少甚至拒绝食用动物性食物，结果导致贫血、低体重、肌肉过快衰减，进而造成抵抗力降低、衰弱等问题。建议老年人合理选择并摄入充足的动物性食物。动物性食物富含优质蛋白质，微量营养素的吸收利用率高，有利于减少老年人贫血，延缓肌肉衰减的发生。动物性食物包括鱼、虾、贝等水产品，畜禽肉，蛋，奶类，以及一些动物内脏类食物。摄入总量应争取每日 120 ~ 150 g，并应选择不同种类的动物性食物，其中鱼 40 ~ 50 g，畜禽肉 40 ~ 50 g，蛋类 40 ~ 50 g。各餐都应有一定量的动物性食物。尽可能换着吃猪肉、羊肉、牛肉等畜肉，鸡肉、鸭肉等禽肉，鱼虾类以及蛋类食物。食用畜肉时,尽量选择瘦肉,少吃肥肉。选择鱼肉时,建议老年人尽可能多食用鱼腩(鱼肚),因为这一部位肉质较软,便于老年人消化吸收,且鱼刺较明显,易于剔除,可降低老年人被鱼刺卡住的风险,食用相对安全。此外,鱼腩含脂肪较多,其中二十碳五烯酸(EPA)和二十二碳六烯酸(DHA)含量较高,有利于控制老年人的血脂水平。在选择动物性食物时,应考虑与蔬菜一同搭配,比如鸡蛋可与西红柿一起炒,炖肉中可加入大豆等。

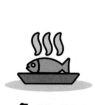

畜禽肉 40~50 g

鱼 40~50 g

蛋类 40~50 g

(2)奶制品

大多数老年人没有食用奶制品的习惯,但奶类是一种营养成分丰富,容易消化吸收的食物,所以建议老年人尝试选择适合自己身体状况的奶制品,如鲜奶、酸奶、奶粉等,并坚持长期食用。《指南》中推荐的食用量是每日 300 ～ 500 mL 液态奶或蛋白质含量相当的奶制品。常见的奶类有牛奶和羊奶等鲜奶及奶制品，其中以牛奶的消费量最大，接受度也最高。鲜奶进一步加工可制成各种大家熟悉的奶制品，如奶粉、酸奶、奶酪、炼乳等。在条件允许的情况，老年人可以选择不同种类的奶制品。奶酪的蛋白质、脂肪、钙、维生素 A、核黄素含量是鲜奶的 7 ～ 8 倍，比较适合食量小的老年人。但需注意，奶酪中的脂肪含量较高，如果老年人有高血脂等健康问题，食用奶酪时应适量，并选择低脂或脱脂的产品。

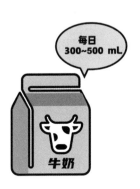

（3）豆类制品

豆类制品口感细腻、品种多样，备受老年人的喜爱。以大豆类食物作为原料制作的发酵或非发酵食品种类十分丰富，如豆酱、豆浆、豆腐、豆腐干等，老年人可以做多样选择。老年人可以选择食用豆腐、豆腐干、豆皮、豆腐脑及豆浆等不同形式的豆制品，以保证摄入充足的豆类制品，达到平均每天相当于 15 g 大豆的推荐摄入量。

（4）蔬菜、水果

目前，我国绝大部分地区一年四季都有多个品种的蔬菜。不同品种的蔬菜所含营养成分差异较大，老年人应该尽可能换着吃不同种类的蔬菜，特别注意多选深色叶菜，如油菜、青菜、菠菜、紫甘蓝等。不同蔬菜还可搭配食用，比如炒土豆丝时可搭配青红椒丝，还可搭配莴笋丝和胡萝卜丝。这样一餐就可以吃到多种蔬菜，不仅可以丰富口味，提升食欲，还能摄入不同的营养成分。

目前，我国水果品种日益丰富，且易于购买。水果供应的季节性很强，但不宜在一段时间内只吃一种水果，还是尽可能选择不同种类的水果，如橘子、苹果、桃、梨、草莓、葡萄、香蕉、柚子等；每种吃得量少些，种类多一些。此外，由于水果中某些维生素及微量元素的含量与新鲜蔬菜不同，而且水果含有的果糖、果酸、果胶等物质通常比蔬菜丰富，所以，不应用蔬菜完全替代水果。

（5）就餐氛围

给老年人营造良好就餐氛围，鼓励他们共同制作和分享食物，有助于让他们提升食欲，保持良好的精神状态。老年人离开工作岗位，不再是经济社会活动主体，特别是空巢、独居的老年人，很容易感到孤独失落，发生跌倒时也很难第一时间发现并处理。老年人需要认识到这些可能出现的问题，调整心态，主动参与家庭、社会活动。制作和分享食物已成为改善、调整心理状态的重要途径，有利于帮助老年人保持积极、乐观的情绪。家人、亲友应劝导、鼓励老年人一同挑选、制作、品尝、评论食物，让他们对生活有新认识，感受到来自家人、亲友的关心与支持，保持良好的精神状态。

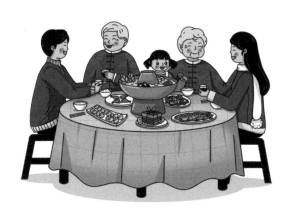

老年人身体功能的衰退，特别是味觉、嗅觉、视觉敏感度的下降会明显降低老年人的食欲；而罹患慢性病、长期服用药物的老年人也容易出现食欲减退，表现为餐次、食量减少，食物品种单一。这些情况极易导致营养不良的发生进而增加老年人发生跌倒的风险。老年人以及照护人员应该采取积极措施避免营养不良的发生。第一要鼓励老年人积极参加群体活动，排除厌倦情绪，保持乐观的情绪；第二是在确保安全的前提下，适度增加其身体活动量，增强身体对营养的需求，提升进食欲望；第三是采取不同烹调方式，丰富食物的色泽、风味，增加食物本身的吸引力。

（6）自我测评

老年人除了基础饮食、运动外还需要及时测评营养状况，纠正不健康饮食习惯。老年人的身体功能、生活状况、社会交往等状况都发生了很大变化，对营养健康状况产生影响的因素也在不断的变化之中。鼓励老年人关注自己的饮食，经常自我测评营养状况；定期称量体重，看看是否在正常范围内，如果在短时间内出现较大波动，应及时查找原因，进行调整。另外，还可以记录一下自己的饮食情况，看看进食的食物种类是否丰富，尽可能达到《指南》中每天 12 种、每周 25 种食物的推荐量。老年人还可对照《指南》，看看自己吃全谷、水产品、肉、蛋、奶、大豆、蔬菜及水果等食物的量是否与《指南》中推荐的摄入量基本相当。通过这些简单的自我测评，就能够了解自己的饮食是否基本合理。

对于患有多种慢性病、身体功能明显变差的老年人来说，由于活动受限，并在进行医学治疗，有特殊的营养需求，应该接受专业的营养不良风险评估，并接受医学营养专业人员的指导，科学、精细地调控饮食，做好疾病治疗、康复中的营养支持。

2）高龄或衰弱老年人膳食建议

高龄老年人常指 80 岁及以上的老年人。高龄、衰弱老年人往往存在进食受限的情况，味觉、嗅觉减退，消化吸收能力降低，营养摄入不足。因此，需要能量和营养密度高、品种多样的食物，多吃鱼、畜禽肉、蛋类、奶制品及大豆类等营养价值和生物利用率高的食物，同时配以适量的蔬菜和水果。精细烹制，口感丰富美味，食物质地松软，适应老年人的咀嚼、吞咽能力。根据具体情况，采取多种措施鼓励进食，减少不必要的食物限制。体重丢失是老年人营养不良和健康状况恶化的征兆，可增加患病、衰弱和失能的风险。老年人要经常监测体重，对于体重过轻（BMI < 20 kg/m²）或近期体重明显下降的老年人，应进行医学营养评估，及早查明原因，采取措施进行干预。如膳食摄入不足目标量的 80%，应在医生和临床营养师指导下，适时合理补充营养，如应用特殊医学配方食品、强化食品和营养素补充剂，以改善营养状况，提高生活质量。高龄、衰弱老年人需要坚持身体和益智活动，动则有益，维护身心健康，延缓身体功能的衰退。

老年人膳食营养摄入不足，则无法维持正常的生理功能，容易疲劳，增加患病、虚弱和失能的风险。因此，应加强营养筛查评估和营养指导，饮食摄入不足或伴有慢性消耗性基础疾病的老年人应在医生和临床营养师指导下，适时合理补充营养。老年人应坚持身体活动，有益身心健康，可延缓功能衰退；摄入丰富的食物品种，是保证平衡膳食的基础；同时鼓励正餐、加餐相结合，尽可能做多样化选择。

（1）就餐氛围

对于高龄老年人建议用多种方式鼓励进食，保证充足的食物摄入。鼓励老年人和家人一起进食，力所能及地参与食物制作，融入家庭活动，有助于增进其食欲和进食量。对空巢和独居的高龄老年人强调要为他们营造良好的社会交往氛围，积极调整其心理状态，使其保持乐观情绪。让老年人认识到一日三餐不仅是生理上的需求，更是精神上的抚慰。对于不能自己进食的老年人，陪护人员应辅助老年人进餐，并注意观察老年人进食状况和用餐安全，预防和减少误吸的发生。老年人一般喜欢吃热的食物，所以餐食要注意温度，尽量选用保温性能良好的餐具。

（2）保证充足食物摄入

①早餐宜有1个鸡蛋、1杯奶、1～2种主食，主食的品种可以多样，例如肉末粥、鱼片粥、蛋花粥或肉包、馄饨等点心。②中餐和晚餐宜各有1～2种主食、1～2种荤菜、1～2种蔬菜、1种豆制品；各种畜禽肉、鱼虾肉选1种或2种换着吃，也可考虑与蔬菜、豆制品搭配，如肉末烧豆腐等，避免单调重复。③对于正餐摄入不足，容易出现早饱和食欲下降的高龄、衰弱老年人，应少食多餐，保证充足的食物摄入。

（3）进餐时间及次数

高龄老年人宜采用三餐两点制或三餐三点制，即三餐间加餐两次或三餐间加餐三次。每次正餐占全天总能量的 20% ～ 25%，每次加餐的能量占 5% ～ 10%。加餐的食物与正餐相互弥补，中餐、晚餐的副食尽量不重样。应尽量保证规律进餐。老年人要按自己的作息规律定时用餐，建议早餐 6：30—8：30，午餐 11：30—12：30，晚餐 17：30—19：00，睡前一小时内不建议用餐，以免影响睡眠。这样的用餐时间符合自身的生物钟节律，有助于消化与吸收。在进餐中应注意，不过饱也不过饥，更不宜暴饮暴食。如果高龄老年人不宜或不愿自己做饭，可以选择供餐或送餐上门。老年供餐机构应该接受政府和相关部门的监管指导，配备营养专业人员，合理配餐，满足不同老年个体的营养需求，保证食品新鲜卫生。

（4）适宜的食物

高龄、衰弱老年人的咀嚼吞咽能力、消化功能较普通老年人减退更为明显，在食物选择上受到一定的限制。因此，食物不宜太粗糙、生硬、块大、油腻，应尽量选择质地松软、易消化的食品，比如细软的米面制品（软米饭、软面条、馒头、包子、面包、各种糕点等）；各种畜禽肉制品（肉末、猪肉丝、肉丸、鸡肉丝、蛋饺等）；肉质细嫩的鱼虾和豆制品；杂粮或粗粮（糙米、荞麦、燕麦、薏米等）可加水浸泡

2～3 小时后再蒸煮。应尽量不吃油炸、烧烤、质硬的食品（如烤鱼片、蚕豆、炸臭豆腐、熏鱼等）。此外，高龄、虚弱老年人的口腔分辨能力减弱，应避免选择带刺、带骨的食物。

（5）烹饪方法

采用合理的烹调方法，使食物细软、易于消化。具体措施有煮软烧烂，如制成软饭稠粥、细软的面食等；也可将食物切小、切碎，烹调时间长一些，保证其质地柔软，如蔬菜可切成小丁、刨成丝或者制成馅，包成素馅包子、饺子、馅饼或者与荤菜混合烹饪等；肉类食物可制成肉丝、肉片、肉糜、肉丸，鱼虾类做成鱼片、鱼丸、鱼羹、虾滑等，使食物容易咀嚼和消化。整粒黄豆不利于消化吸收，可加工做成豆腐、豆浆、豆腐干等豆类制品；红（绿）豆煮软，制成豆沙馅，或与面粉掺和，做成点心、面条和各种风味小吃；豆类通过发芽，其维生素的含量会有所增加，且食用豆芽比干豆类更容易消化，可用豆类煲汤（如黄豆猪蹄汤、绿豆百合汤），有助于软化豆内膳食纤维。坚果、杂粮等坚硬食物可碾碎成粉末或细小颗粒再加工食用，如芝麻粉、核桃粉、玉米粉。质地较硬的水果或蔬菜可粉碎、榨汁，但一定要现吃现榨，将果肉和汁一起饮用；还可将水果切成小块煮软食用。建议高龄、衰弱老年人多选择炖、煮、蒸、烩、焖、烧等烹调方法制作的食物，少吃煎炸、熏烤和生硬的食物。

（6）规律测量体重

高龄、衰弱老年人应经常监测体重，进行营养评估和膳食指导，BMI 最好保持在 $20.0 \sim 26.9\,\text{kg/m}^2$ 范围内。建议每个家庭都配置体重秤，并将体重秤放在平整的地方，便于老年人早上起床排尿、排便后穿着最少的衣物进行称量，一个月最少称两次，并记录体重，以便比较。无法测量体重时，可以通过间接方法来估计，比如是否感觉衣服裤子比以往宽松了、身体瘦了、腿细了等等。

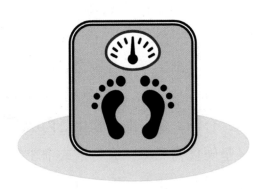

5. 合理营养延缓老年人肌肉衰减

合理营养是延缓老年人肌肉衰减的主要途径。人体在 40 岁左右开始出现肌肉量的减少，在 70 岁以前每十年大概会丢失 8%，此后肌肉丢失的速度明显增快，每十年丢失可达 15%。肌肉衰减可导致骨质疏松的风险增加，是老年人死亡的危险因素。良好的营养状况对延缓老年人肌肉衰减具有关键作用，主要关注如下营养素和食物。

首先是蛋白质。建议老年人在一般情况下每日蛋白质摄入量在每千克体重 1.0 ～ 1.5 g，日常进行抗阻训练的老年人每日蛋白质摄入量为每千克体重 1.2 ～ 1.5 g。来自鱼、虾、禽肉、畜肉等动物性食物和大豆类食物的优质蛋白质比例不低于 50%。有研究结果表明，牛奶中的乳清蛋白对促进肌肉合成、预防肌肉衰减很有益处。牛奶中钙的吸收利用率也很高。乳糖不耐受的老年人可以考虑饮用低乳糖奶或酸奶。此外，建议老年人每日三餐都应有动物性食物，如早餐可食用鸡蛋、牛奶等，午餐、晚餐可食用畜肉、禽肉、鱼、蛋等。但需注意，不宜集中在一餐摄入大量蛋白质。

有研究表明，脂肪酸以及维生素 D、维生素 C、维生素 E、类胡萝卜素、硒等抗氧化营养素都有益于延缓肌肉衰减。因此，应增加摄入富含 ω–3 多不饱和脂肪酸、维生素 D 的海鱼类食物，并根据自身情况食用一定量的动物肝脏、蛋黄；鼓励增加深色的蔬菜和水果以及豆类等富含抗氧化营养素食物的摄入。老年人可根据自身情况多在日光下进行运动，这样有利于提高血清维生素 D 水平。另外，可以在医生或营养师的指导下合理补充维生素 D 和含多种微量营养素的膳食营养补充剂。

6. 维生素 D 的作用及补充

维生素 D 对于骨骼、肌肉、关节构成的运动系统生理功能的维持具有重要作用。人体内的维生素 D 水平受季节、纬度、衣物、饮食等多种因素的共同影响。虽然维生素 D 通过食物和光照较易获得，但老年人由于户外活动减少、营养摄入不足、肠吸收功能下降、肾脏维生素 D 羟化酶活性降低等原因，维生素 D 缺乏在老年人群中仍普遍存在。很多地方的流行病学数据显示，65 岁以上老年人维生素 D 不足和维生素 D 缺乏症的患病率高。

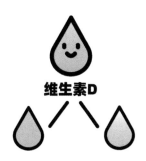

在生理学层面，老年期衰老现象逐渐明显，分子及细胞水平多种损伤积累造成身体各器官组织出现明显的退行性变化，身体生理储备下降，诸多疾病风险升高，自理能力降低甚至丧失，并最终导致死亡。

1）老年期主要身体变化

老年期主要身体变化包括但不限于以下内容。

（1）运动系统：骨胶原减少，骨内无机盐含量偏高，骨质疏松，关节僵硬。

（2）皮肤：萎缩，变薄，代谢速率降低，再生和愈合能力减弱。

（3）泌尿系统：肾功能衰减，表现为肾单位数目减少，肾小球滤过率降低，肾小管重吸收功能下降，血清肌酐浓度升高。

（4）消化系统：主要表现为牙齿松动，牙龈萎缩，唾液分泌减少，食管肌肉及胃黏膜萎缩，胃液分泌减少,肠绒毛增宽、变短,各消化酶水平下降,消化吸收功能减弱。

(5)内分泌系统:下丘脑、垂体、肾上腺、甲状腺、甲状旁腺、胰腺等出现不同程度的功能衰退,保持内环境稳定的能力下降,各种营养成分的代谢功能下降(糖代谢、脂类代谢、蛋白质代谢、无机物代谢等),其中包括维生素 D 的代谢功能下降。

维生素 D 是人体必需的一种脂溶性维生素,主要作用是促进钙磷吸收,参与骨质的形成。许多研究发现,维生素 D 与骨质疏松症、糖尿病、高血压及肿瘤等诸多人体老年期常见慢性病都有密切关系。补充维生素 D 有利于提高老年期慢性病的营养防治率及老年人的生活质量。

2)老年人的维生素 D 代谢特点

人体维生素 D 主要由皮肤内维生素 D 经紫外线激活而成(约 80%,主要为维生素 D_3)或者从摄入的食物中获得(约 20%,维生素 D_2 或者维生素 D_3)。此时的维生素 D 并不具有生物活性,它循环到肝脏内由维生素 D 25- 羟化酶(如 CYP2R1)催化形成 25- 羟基维生素 D〔25-$(OH)D_2$ 和 25-$(OH)D_3$〕,是维生素 D 在血液循环中的主要存在形式,是人体内维生素 D 状况的衡量指标。其进入肾脏后大部分由 CYP27B1（1α-羟化酶）催化形成具有生物活性的 1,25-二羟基维生素 D［1,25-(OH)$_2$D］，其中最主要的为 1,25-二羟基维生素 D$_3$［1,25-(OH)$_2$D$_3$］，可以帮助增加骨矿化及钙、磷在肠道内的吸收等；少部分由 CYP24A1（24-羟化酶）催化形成 24,25-二羟基维生素 D。在维生素 D 结合蛋白的运输下，1,25-(OH)$_2$D 的生理作用通过维生素 D 受体和维 A 酸 X 受体介导完成。维生素 D 受体主要分布在骨骼、骨原细胞、肠道和一些免疫细胞里。

维生素 D 原浓度、阳光照射以及 CYP2R1 和 CYP27B1 含量决定人体内 1,25-(OH)$_2$D 的含量，继而影响 1,25-(OH)$_2$D 所发挥的生理作用。1,25-(OH)$_2$D 浓度、甲状旁腺激素和成纤维细胞生长因子 23（FGF-23）对体内 1α-羟化酶的浓度调节保证了体内 1,25-(OH)$_2$D 水平的稳定。

衰老是一个基于分子、细胞以及器官多层次变化的过程，这一过程中的机体变化会在不同程度上影响维生素 D 的正常代谢，使得人体在老年期更容易患维生素 D 缺乏症。

（1）老年期皮肤中维生素 D 的合成减少：在皮肤

中维生素 D 合成的多少取决于上皮细胞在紫外线照射下暴露的多少。首先，与健康年轻人相比，老年人皮肤上皮组织中的 7- 脱氢胆固醇浓度较低，即合成维生素 D 的原料较少。其次，老年人，尤其是体质虚弱或是行动不便的老人，外出晒太阳的机会较少，频率较低。再者，人体老年期皮肤对于紫外线的反应程度也较青年期有所下降。老年人皮肤接触阳光所制造的维生素 D 仅为年轻人的 50%。

（2）老年期肾脏中 1,25-(OH)$_2$D 生成减少：CYP27B1（1α- 羟化酶）的活性对肾脏中 1,25-(OH)$_2$D 的合成及浓度具有重要影响。老年期人体肾脏功能减弱，1α- 羟化酶活性降低，25-(OH)D 转化形成 1,25-(OH)$_2$D 的效率下降，导致肾脏中所生成的 1,25-(OH)$_2$D 有所减少。同时，在衰老过程中，肾脏 CYP24A1 酶活性增加，该酶可使 1,25-(OH)$_2$D 形成 1,24,25-(OH)$_3$D 后进入尿液，从而导致老年期体内 1,25-(OH)$_2$D 的浓度下降。一方面，维生素 D 内分泌系统也受甲状旁腺激素调节。研究显示，甲状旁腺激素调节 1,25-(OH)$_2$D 生成的能力随着年龄的增长而逐渐降低。另一方面，衰老会导致肾脏重吸收磷酸盐的能力下降。当体内磷酸盐浓度升高时，由骨细胞产生的细胞因子 FGF-23 可以抑制 CYP27B1 的转录和诱导 CYP24A1 分解 $1,25-(OH)_2D$，从而减少肾脏中 $1,25-(OH)_2D$ 的浓度。因此有学者总结，FGF-23 浓度的增加是导致老年期肾脏中 $1,25-(OH)_2D$ 合成减少的重要原因。除此之外，血清中 $1,25-(OH)_2D$ 的浓度与血清中肌酐浓度以及肾小球滤过率密切相关。老年人肾小球滤过率较健康的年轻人有所下降。正常成人总肾小球滤过率在 $80 \sim 120$ mL/min，大多数 80 岁以上的老年人肾小球滤过率低于 50 mL/min。而肾小球滤过率低到 50 mL/min 即被认为可影响 $1,25-(OH)_2D$ 的生成。

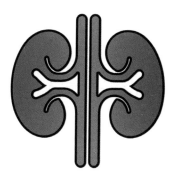

（3）老年期可能出现 $1,25-(OH)_2D$ 肠道抵抗，维生素 D 受体减少，钙吸收障碍，骨量流失，导致骨质

疏松。人体主要通过跨细胞途径在小肠进行钙的吸收。一些研究指出，老年期 $1,25-(OH)_2D_3$ 浓度的下降是导致老年人钙吸收不良的主要原因之一，除此之外，老年期肠道中维生素 D 受体的浓度下降也可能是导致钙吸收不良的原因之一。动物和人体研究都有报道显示，随着年龄的增长，肠道内维生素 D 受体的水平有所下降，导致 $1,25-(OH)_2D$ 促进肠道钙吸收的作用减弱。也有研究指出，年轻人（平均年龄为 28.7 岁）肠道对于 $1,25-(OH)_2D$ 的敏感性要高于老年组（平均年龄为 72.5 岁），表明人体老年期肠道对 $1,25-(OH)_2D$ 产生抵抗，导致钙吸收不良、甲状旁腺功能亢进以及骨质疏松等。

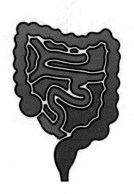

总而言之，人体进入老年期，衰老所带来的皮肤以及肾脏、消化道、内分泌等系统的退行性变化使得生

成维生素 D 的原料减少，进一步减少了 25-(OH)D 以及 1,25-(OH)$_2$D 的含量，影响 1,25-(OH)$_2$D 发挥其在钙磷吸收、骨质形成等方面的作用。如果维生素 D 持续性缺乏，这些影响将会进一步扩大。幸运的是，通过了解人体老年期维生素 D 的需求特点，制定合理的营养方案，老年人维生素 D 缺乏是可以防治的。

3）老年人的维生素 D 营养状况

当前，老年人维生素 D 缺乏是一个全球普遍存在的问题。维生素 D 缺乏导致的骨质疏松症是老年人最常见的慢性病之一。《骨质疏松症防治中国白皮书》中指出，2006 年中国约有 20% 的 50 岁以上人群患有骨质疏松症。随着近些年人口老龄化的加快，这一数字还在不断增加。同时，由骨质疏松所导致的骨折发病率近年来也持续上升。对于维生素 D 不足或缺乏的定义，不同学者间还存在着争议。世界卫生组织定义血清中 25-（OH）D 浓度在 20 ～ 30 ng/mL（50 ～ 75 nmol/L）为维生素 D 不足，血清中 25-(OH)D 浓度低于 20 ng/mL（50 nmol/L）为维生素 D 缺乏。

近年来，随着研究深入，学界发现维生素 D 除了作用于骨骼外，还影响肌肉力量、肌肉质量和神经肌肉功能。研究表明，随着年龄增加，肌肉质量减少和功能下降与循环中维生素 D 减少有关，并进一步导致老年人衰弱和频繁跌倒。而肌肉质量减少、力量及功能下降是诊断肌少症的主要标准。肌少症是一种与增龄相关的综合征，60 ～ 70 岁人群中的患病率为 5% ～ 13%，80 岁以上人群为 11% ～ 50%。肌少症会导致平衡力降低、跌倒风险上升，进而增加老年人的致残率和致死率，极大地影响老年人的健康和生活质量。多个观察性研究表明，老年人跌倒与维生素 D 缺乏有关，低血清 25-(OH)D 水平与过去 1 年 2 次以上跌倒显著相关，比起没有跌倒史的人群，易跌倒人群的维生素 D 水平更低（＜ 20 ng/mL）。所以，建议老年人均衡饮食，适当补充维生素 D，多参加室外活动，多晒太阳。

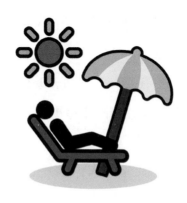

4）适量的维生素 D 的补充

基于循证营养学的结论和中国老年人群膳食维生素 D 摄入状况，《中国居民膳食营养素参考摄入量（2013 版）》中首次明确了 65 岁以上老年人维生素 D 的每日推荐量为 600 IU。中华医学会骨质疏松和骨矿盐疾病分会《原发性骨质疏松症诊疗指南（2017）》也强调了老年人每日应摄入 800～1 200 IU 维生素 D，以防治骨质疏松症。人体维生素 D 主要来自皮肤合成以及食物摄入。针对老年人的饮食调查显示，通过日常饮食，人们往往很难每天摄入超过 400 IU 的维生素 D，再加之人体老年期皮肤合成维生素 D 能力大幅下降，老年人应该适当增加富含维生素 D 食物或维生素 D 营养补充剂的摄入。食物来源的维生素 D 被认为较膳食补充剂更安全。除鱼肉、鱼肝油等含有维生素 D 外，一些谷物产品、奶制品等也被添加了维生素 D。美国、芬兰等国家使用奶制品或其他富含维生素 D 和钙的食物对维生素 D 不足的人群进行了食物强化，并取得了一定的效果。同时，科学家仍然在探索补充维生素 D 营养补充剂的最佳方式和最佳剂量，因为补充剂量太低，无法很好地改善老年人维生素 D 缺乏的状况、提高其骨骼健康；补充剂量太高，又有可能引起高钙血症，反而对骨骼健康不利。

7. 口腔和牙齿健康

老年人应注重口腔和牙齿健康，维护咀嚼功能，养成饭后刷牙漱口的好习惯，及时清除口腔中的污垢和食物残渣，减少口腔细菌繁殖。其次，还应及时修补龋齿或病牙，残根或残冠严重、难以修补的牙齿应及早拔除，缺失牙齿应及时进行专业修复，确保假牙佩戴舒适。此外，应定期检查口腔，注意牙齿、舌头、牙龈和口腔黏膜异常情况，发现问题及时处理，预防牙齿老化和牙龈萎缩。尽力维持牙齿良好的咀嚼功能，有助于保证进食量。

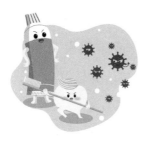
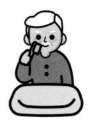

（五）骨骼健康

成年人的骨骼约占体重的五分之一，人体的骨量在 25 ～ 35 岁达到峰值后保持于平台期，约 40 岁以后开始逐年下降，当骨量丢失到一定程度，便会发生骨质疏松症。因骨量下降大多数在早期没有明显症状，常常被忽略，当骨质疏松导致骨折时才去就诊，而此时给老年人带来的不良后果包括骨痛、活动受限、残疾甚至死亡。因此，骨质疏松症又被称为"寂静的杀手""静悄悄的流行病"。

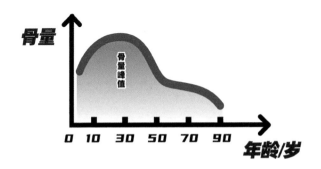

随着我国人口老龄化加剧，骨质疏松症患病率快速攀升，已成为重要的公共健康问题。2021年发布的第七次全国人口普查公报显示，我国60岁及以上人口逾2亿6千万，占总人口18.70%，意味着我国人口老龄化加剧。65岁以上人群骨质疏松症患病率为32%，其中女性患病率为51.6%，男性患病率为10.7%。根据以上流行病学资料估算，目前我国骨质疏松症患病人数约为9千万，其中女性约7千万。

骨质疏松性骨折（属于脆性骨折）是指受到轻微创伤（相当于从站立高度或更低的高度跌倒）即发生的骨

折，是骨质疏松症的严重后果。骨质疏松性骨折的常见部位包括椎体、前臂远端、髋部、肱骨近端和骨盆等，其中椎体骨折最为常见，也是导致老年人驼背畸形、身高变矮的主要原因。轻微外力下导致的骨折在老年人中往往会导致更严重的疾病，可引发急性心脑血管事件、肺炎、疼痛、活动受限、深静脉血栓、压疮、再骨折等多重并发症，不仅严重影响患者生命质量，而且威胁患者生命。

1.骨质疏松与骨折

1）骨质疏松性骨折发病率

20 世纪 90 年代北京地区一项基于影像学的椎体骨折流行病学调查显示，50 岁以上女性椎体骨折患病率约为 15%，且患病率随增龄而渐增，80 岁以上女性椎体骨折患病率可高达 36.6%。2013 年北京椎体骨折研究表明，北京地区绝经后妇女椎体骨折的患病率与 20 世纪 90 年代相似，椎体骨折的患病率呈稳定趋势。近年一项上海社区人群椎体骨折筛查研究显示，60 岁以上人群椎体骨折患病率男女两性相当，其中男性患病率为 17%，女性患病率为 17.3%。同期一项全国随机抽样研究表明，我国 40 岁以上人群椎体骨折的患病率男性为 10.5%，女性为 9.5%。上海和全国的数据均提示中老年男性椎体骨折的患病率与女性相当，椎体骨折的防治对于男女两性同等重要。

髋部骨折是最严重的骨质疏松性骨折。近年来，我国髋部骨折发生率呈显著上升趋势。唐山和安徽等地区的多项纵向研究表明，髋部骨折的发生率呈上升趋势。一项源自城镇职工和居民医保大数据的分析显示，2016 年我国 55 岁以上髋部骨折的发生率男性为 99/10 万，女性为 177/10 万；髋部骨折病例总数由 2012 年的 16 587 例增加到 2016 年的 66 575 例。一项对于长沙市老年人髋部骨折的调查也证实，2014—2018 年患者数逐年增加。

整体而言，随着我国人口老龄化程度的加深，骨质疏松性骨折的发生率仍处于急速增长期。

2）骨质疏松性骨折的不良预后

骨质疏松性骨折可诱发急性心脑血管事件、肺炎、压疮、活动能力下降、再骨折等多重并发症，明显增加患者的病死率。对大样本髋部骨折患者的研究显示，骨折后 1 年、3 年患者的病死率分别为 9.2% 及 17.4%，其中男性患者的病死率高达 13.7% 和 25.0%，明显超过女性患者的 7.9% 和 15.7%。瑞典一项国家级

33 万余人的队列研究显示，55 岁以上患者髋部骨折后 30 天的病死率女性为 6.2%，男性则高达 11.1%。一项大样本研究显示，男性髋骨骨折后患者死亡风险增加 2.39 倍，明显高于女性；髋部骨折后第 1 年病死率较高，且在髋部骨折后较长时间内患者的病死率仍然明显升高。约 95% 的老年人髋部骨折由跌倒所致，我国每年约有 4 000 万 60 岁以上老人跌倒，其中发生髋部骨折人数高达 100 万，老年人发生髋部骨折后 6 个月内死亡率高达 25%，而在存活者中，约 50% 致残，其生活不能自理，生活质量明显下降，预期寿命会减少 10% ～ 15%。所以，髋部骨折常常也被称为"人生最后一次骨折"。

骨质疏松性骨折的危害巨大，是老年患者致残和致死的主要原因之一。发生髋部骨折后 1 年内，20% 患者可能死于各种并发症；约 50% 患者致残，生活质量明显下降。而且，骨质疏松症及骨折的医疗和护理，还会造成沉重的家庭和社会负担。预计至 2035 年，我国用于骨质疏松性骨折（腕部、椎体和髋部）的主要医疗费用将达 1 320 亿元；而至 2050 年，该部分医疗支出将攀升至 1 630 亿元。

除此之外，由于老年人各个器官、组织的功能随年龄增长逐渐衰退，体内钙、维生素 D 水平偏低，活动量减少，一旦发生骨质疏松性骨折，则愈合较慢。骨折后需要较长时间的卧床休息，这不仅会加重钙的流失，影响骨折愈合速度，也极易诱发肺部感染、压疮、下肢静脉血栓形成等并发症。此外，还可引发或加重心脑血管疾病，严重危害老年人健康，甚至威胁生命；同时，也会给家庭和社会带来沉重经济负担。

2. 骨质疏松症治疗现状

尽管我国骨质疏松症的患病率高，危害极大，但骨质疏松症的公众知晓率及诊断率仍然很低，分别仅为 7.4% 和 6.4%；甚至在脆性骨折发生后，骨质疏松症的治疗率也仅为 30%。因此，我国骨质疏松症的防治面临"患病率高，但知晓率、诊断率、治疗率低"（"一高三低"）的严峻挑战。同时，我国骨质疏松症诊疗水平在地区间和城乡间尚存在明显差异。大样本调查显示，我国 20 岁以上人群对骨质疏松症相关知识知晓率仅为 11.7%，其中男性为 10.5%，女性为 13.0%。即使在骨质疏松症患者中，40～49 岁患者对疾病的知晓率只有 0.9%，50 岁以上患者仅为 7.0%。对该病的了解、认知不足，直接导致了该病的防治率低。其次，骨质疏松症起病隐匿。骨质疏松症常是静悄悄的疾病，早期无明显症状，难以被发现。另外，男性常常认为自己体格强健，很少关注是否有骨痛、身高变矮等骨质疏松症相关表现，导致疾病被忽视。此外，对男性骨骼健康相关知识宣教不足，很少有男性主动测量骨密度，甚至发生骨折后，也未重视骨质疏松症的防治。因此，急需重视骨质疏松症的健康宣教，加强疾病早期筛查措施，努力提高疾病的诊断率。

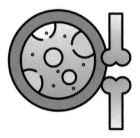

骨质疏松症是我国人口老龄化进程中日趋严重而又未被重视的常见疾病，严重威胁人群健康和社会经济发展，疾病的诊断和治疗水平亟待提高，不容忽视。

3. 老年骨质疏松形成机制

1）骨重建失衡

骨骼需有足够的刚度和韧性以维持其强度，承载外力，避免骨折。为此，要求骨骼具备完整的层级结构，包括Ⅰ型胶原的三股螺旋结构、非胶原蛋白及沉积于其中的羟基磷灰石。骨骼的完整性由不断重复、时空偶联的骨吸收和骨形成过程维持，此过程称为骨重建。骨重建由成骨细胞、破骨细胞和骨细胞等组成的骨骼基本多细胞单位实施。成年前骨骼不断构建、塑形和重建，骨形成和骨吸收的正平衡使骨量增加，并达到骨峰值；成年期骨重建平衡，维持骨量；此后随年龄增加，骨形成与骨吸收呈负平衡，骨重建失衡造成骨丢失。力学刺激和负重有利于维持骨重建，修复骨骼微损伤，避免微损伤累积和骨折。

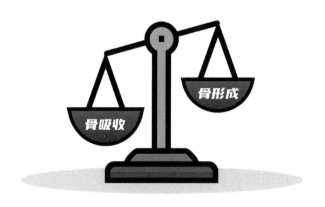

骨重建平衡

2）雌激素、雄激素的作用

雌激素和雄激素在体内具有对抗氧化应激的作用。老年男性性激素结合球蛋白增加，使睾酮和雌二醇的生物利用度下降，体内的活性氧类堆积，促使间充质干细胞、成骨细胞和骨细胞凋亡，使骨形成减少。老年人常见维生素 D 缺乏及慢性负钙平衡，导致继发性甲状旁腺功能亢进。与年龄相关的肾上腺内源性雄激素生成减少、生长激素 – 胰岛素样生长因子轴功能下降、肌少症和体力活动减少造成骨骼负荷减少，也会使骨吸收增加。此外，随增龄以及由生活方式引起的相关疾病导致氧化应激及糖基化增加，使骨基质中的胶原分子发生非酶促交联，导致骨强度降低。

老年性骨质疏松症一方面由于增龄造成骨重建失衡，骨吸收 / 骨形成比值升高，导致进行性骨丢失；另一方面，增龄和雌激素缺乏使免疫系统持续低度活化，处于促炎症状态，进一步导致骨质疏松症的发生。

3）其他因素影响

细胞衰老目前也被认为是独立于雌激素不足导致骨质疏松症的重要机制。另外，肠道菌群和骨免疫紊乱也参与骨质疏松症的发病机制。

综上，骨质疏松症是复杂疾病，是遗传和环境因素交互作用的结果。其中，遗传因素主要影响骨骼大小、骨量、骨微结构和力学特性等。人类个体间骨量的差异有 50% ～ 80% 由遗传因素决定。

4. 骨质疏松症危险因素

骨质疏松症的危险因素是指影响骨骼健康，造成骨量减少、骨微结构被破坏，最终导致骨强度下降的相关因素。骨质疏松症危险因素分为不可控因素和可控因素。

1）不可控因素

不可控因素包括种族、衰老、女性绝经、脆性骨折家族史等。

2）可控因素

（1）不健康生活方式及营养状况：体力活动少、阳光照射不足、吸烟、过量饮酒、钙和（或）维生素D 缺乏、过量饮用含咖啡因的饮料、蛋白质摄入过多或不足、高钠饮食、体重过低等。

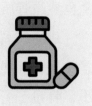

（2）影响骨代谢的疾病：包括性腺功能减退症、糖尿病、甲状腺功能亢进症等多种内分泌系统疾病，以及风湿免疫性疾病、胃肠道疾病、血液系统疾病、神经肌肉疾病、慢性肝肾及心肺疾病等。

（3）影响骨代谢的药物：包括糖皮质激素、质子泵抑制剂、抗癫痫药物、芳香化酶抑制剂、促性腺激素释放激素类似物、抗病毒药物、噻唑烷二酮类药物和过量甲状腺激素等。

5. 骨质疏松症风险评估工具

目前较为公认的疾病风险初筛工具包括国际骨质疏松基金会（IOF）骨质疏松症风险一分钟测试题和亚洲人骨质疏松症自我筛查工具（OSTA）。

1）IOF 骨质疏松症风险一分钟测试题

该测试题简单快速，易于操作，但仅能作为初步筛查疾病风险的工具，不能用于骨质疏松症诊断，具体见表 5-2。

表 5-2　IOF 骨质疏松症风险一分钟测试题

问题	回答	
是否实际年龄超过 60 岁（女性）/70 岁（男性）？	是	否
50 岁之后是否有骨折史？	是	否
是否体质量过轻（BMI 值少于 19 kg/m²）？	是	否
是否于 40 岁后身高减少超过 4cm？	是	否
父母任何一方是否有髋部骨折史？	是	否
是否存在以下任一情况：类风湿关节炎、消化道疾病（炎症性肠病、乳糜泻）、糖尿病、慢性肾病、甲状腺或甲状旁腺疾病（甲状腺或甲状旁腺功能亢进症）、肺病（慢性阻塞性肺疾病）、长时间制动、艾滋病		
是否接受过以下药物治疗：糖皮质激素（如持续服用泼尼松 3 个月及以上）、噻唑烷二酮类药物、器官移植术后使用的免疫抑制剂、抗抑郁药物、抗惊厥药物、抗癫痫药物		
（女士回答）是否存在以下任一情况：乳腺癌、接受芳香化酶抑制剂治疗乳腺癌、早绝经、不正常闭经、卵巢切除或由于性腺功能减退导致低雌激素水平 （男士回答）是否存在以下任一情况：前列腺癌、接受雄激素剥夺治疗前列腺癌、低睾酮（性腺功能减退）		
是否过量饮酒（每天超过 3 个单位，1 单位相当于 8 ～ 10 g 乙醇，约 285 mL 啤酒，120 mL 葡萄酒，30 mL 烈性酒）和（或）是否目前吸烟？		

结果判断：上述问题，只要其中有一题回答结果为"是"，提示存在骨质疏松症的风险，并建议进行骨密度检查或 FRAX 风险评估。

BMI：身体质量指数。FRAX：骨折风险评估工具。

2）亚洲人骨质疏松症自我筛查工具（OSTA）

计算方法是：指数 =［体重（kg）– 年龄（岁）］× 0.2，结果评定见表 5–3。

表 5-3　OSTA 骨质疏松症风险级别评价表

风险级别	OSTA 指数
低	＞ － 1
中	－ 4 ≥指数≤ － 1
高	＜ － 4

OSTA 主要根据年龄和体重筛查骨质疏松症的风险。但需要指出的是，OSTA 所选用的指标过少，其特异性不高，需结合其他危险因素进行判断，且该工具仅适用于绝经后妇女。

6. 骨质疏松性骨折危险因素及风险评估

1）骨质疏松性骨折的危险因素

（1）低骨密度：绝经后的骨质疏松症患者，依据测量部位不同，骨密度每降低一个标准差，骨折风险增加 1.5 ～ 2.0 倍。荟萃分析结果显示，低骨密度可以解释约 70% 的骨折。

（2）既往脆性骨折史：既往脆性骨折史可预示后续发生脆性骨折的风险，既往骨折发生次数越多，后续发生骨折的风险越大。特别是患者在初次骨折后 2 年内，发生再骨折的风险显著升高，因此，骨折发生后 2 年内再骨折风险被称作"迫在眉睫的骨折风险"。近期骨折患者较对照人群，其再骨折风险增加 1.7 ~ 4.3 倍。随后骨折风险逐渐下降，趋于平缓，但始终高于既往无骨折人群。

（3）跌倒及其危险因素：跌倒是骨折的独立危险因素。我国不同地区老年人的跌倒发生率为 10.7% ~ 20.6%。老年人跌倒后骨折发生率约为 1/3。跌倒的危险因素包括环境因素和自身因素等。环境因素包括光线昏暗、路面湿滑、地面障碍物、地毯松动、卫生间未安装扶手等。自身因素包括增龄、视觉异常、感觉迟钝、缺乏运动、平衡能力差、步态异常、既往跌倒史、维生素 D 缺乏或不足、营养不良、肌少症、神经肌肉疾病、心脏疾病、体位性低血压、精神和认知疾患，以及使用某些药物（如安眠药、抗癫痫药和治疗精神疾病药物）等（表 5-4）。

表 5-4　易造成骨质疏松症的常见病症及药物

内分泌系统病症		
甲状旁腺功能亢进症	垂体前叶功能减退症	早绝经（绝经年龄＜40岁）
库欣综合征	性腺功能减退症	糖尿病（1型和2型）
甲状腺功能亢进症	高钙尿症	雄激素抵抗
胃肠道病症		
炎症性肠病	胃肠道旁路或其他手术后	原发性胆汁性肝硬化
胰腺疾病	乳糜泻	吸收不良
血液系统病症		
多发性骨髓瘤	白血病	淋巴瘤
单克隆免疫球蛋白沉积病	血友病	镰状细胞贫血
系统性肥大细胞增多症	珠蛋白生成障碍性贫血	
风湿免疫性病症		
类风湿关节炎	系统性红斑狼疮	强直性脊柱炎
银屑病		
神经肌肉病症		
癫痫	脑卒中	肌萎缩
帕金森病	脊髓损伤	多发性硬化

续表

其他病症或情况		
慢性代谢性酸中毒	终末期肾病	器官移植后骨病
慢性阻塞性肺疾病	充血性心力衰竭	结节病
特发性脊柱侧凸	抑郁症	肠外营养
淀粉样变	艾滋病	神经性厌食症
药物		
糖皮质激素	质子泵抑制剂等抑酸剂	芳香化酶抑制剂
促性腺激素释放激素类似物	肿瘤化疗药	抗癫痫药
甲状腺激素（过量）	噻唑烷二酮类药	抗凝剂（如肝素）
钠-葡萄糖协同转运蛋白2抑制剂	抗病毒药物（如阿德福韦酯）	环孢霉素A
他克莫司	选择性5-羟色胺再摄取抑制药	

（4）其他：除上述危险因素外，所有可引起骨质疏松症的危险因素均为骨折危险因素。此外，糖皮质激素、过量饮酒等是独立于骨密度外预测骨质疏松性骨折风险的因素。我国流行病学调查显示，40岁以上人群中，低股骨颈骨密度、超重、饮酒、长程使用糖皮质激素（＞3个月）、从坐位到站立费时长，均是骨质疏松性骨折的危险因素；而高龄、体力活动少、

握力小、腰痛也是椎体骨折的危险因素。

2）骨质疏松性骨折风险评估

FRAX（骨折风险评估工具）是世界卫生组织（WHO）推荐的用于评估患者未来 10 年髋部及主要骨质疏松性骨折（椎体、前臂、髋部或肱骨近端）概率的骨折风险预测工具。该工具的计算参数主要包括临床危险因素和（或）股骨颈骨密度（表 5-5）。

表 5-5　FRAX 计算依据的主要临床危险因素、相关解释及结果判断

危险因素	解释
年龄	模型计算年龄是 40 ～ 90 岁
性别	选择男性或女性
体重	填写单位是 kg
身高	填写单位是 cm
既往骨折史	指成年期自然发生或轻微外力下发生的骨折，选择是与否
父母髋部骨折史	选择是与否
吸烟	根据患者现在是否吸烟，选择是与否
糖皮质激素	若患者正在接受糖皮质激素治疗或接受过相当于泼尼松＞ 5 mg/d 剂量的治疗超过 3 个月，选择是，无选否
类风湿关节炎	选择是与否
继发性骨质疏松	如果患者具有与骨质疏松症密切关联的病症，选择是，包括 1 型糖尿病、成骨不全、未治疗的甲状腺功能亢进症、性腺功能减退症或早绝经（＜ 45 岁）、慢性营养不良或吸收不良、慢性肝病等

续表

过量饮酒	酒精摄入量大于等于 3 单位 / 天为过量饮酒
骨密度	先选择测量骨密度的仪器，然后填写股骨颈骨密度的实际测量值（g/cm²），若患者没有测量骨密度，可以不填此项
结果判断	FRAX 预测的髋部骨折可能性≥ 3% 或任何主要骨质疏松性骨折可能性≥ 20%，为骨质疏松性骨折高危患者，建议给予治疗；FRAX 预测的任何主要骨质疏松性骨折可能性为 10% ～ 20%，为骨质疏松性骨折中风险；FRAX 预测的任何主要骨质疏松性骨折可能性为＜ 10%，为骨质疏松性骨折低风险

（1）FRAX 评估的适用人群和流程：具有一个或多个骨质疏松性骨折临床危险因素且未发生骨折的骨量减少人群，可通过 FRAX 计算未来 10 年发生髋部骨折及主要骨质疏松性骨折的概率。当 FRAX 评估结果为骨折高风险患者，建议给予治疗。对于骨密度未知患者，可先采用 FRAX 进行风险评估，评估为中高风险患者，推荐行骨密度检测，并将股骨颈骨密度值代入 FRAX 软件重新计算未来骨折风险，再据此判断是否进行治疗干预。

（2）依据 FRAX 的干预阈值：目前国际上主要有三种确定 FRAX 干预阈值的方式，包括固定阈值法、年龄段特定干预阈值及年龄段特定阈值（＜70岁）与固定阈值法（≥70岁）相结合的混合阈值法。

（3）FRAX的局限性：由于针对我国骨质疏松性骨折发病率及其影响因素的大样本流行病学研究较少，研究提示，目前FRAX预测结果可能低估了我国人群的骨折风险。同时，FRAX用于计算骨折风险的危险因素并不完善，如跌倒、糖尿病等重要因素未纳入其中；此外，没有涉及糖皮质激素的用量及疗程，也没有纳入可导致骨量丢失的多种其他药物；FRAX没有考虑危险因素与骨折风险之间的"量效关系"，包括既往骨折数目、既往骨折发生时间等。因此，FRAX有待完善，期待建立针对中国人群的骨折预测工具。

7. 骨质疏松症临床表现、影像学检查、实验室检查及诊断

1）骨质疏松症临床表现

多数骨质疏松症患者早期没有明显的临床表现，随着骨量丢失、骨微结构破坏、骨骼力学性能下降及微骨折的出现等，患者可出现腰背疼痛，严重者出现脊柱变形，甚至出现骨质疏松性骨折等严重后果。

（1）疼痛

患者可表现为腰背疼痛或全身骨痛，夜间或负重活动时加重，可伴有肌肉痉挛、活动受限等。

（2）脊柱变形

严重骨质疏松症患者，因椎体压缩性骨折，可出现身高变矮或脊柱驼背畸形等，导致脊髓神经受压，或影响心肺功能及腹部脏器功能，出现便秘、腹痛、腹胀、食欲减退等不适。

（3）骨折

骨质疏松性骨折属于脆性骨折，通常指在日常生活中无外伤情况下或受到轻微外力时发生的骨折。骨折发生的常见部位为椎体（胸椎、腰椎）、髋部（股骨近端）、前臂远端和肱骨近端等。骨质疏松性骨折发生后，再骨折的风险显著增高。

（4）对心理状态及生活质量的影响

因为骨折带来的临床表现，例如疼痛、活动受限等，患者可出现害怕行走、焦虑、抑郁、恐惧、自信心丧失及自主生活能力下降等对心理和生活的影响。

2）骨质疏松症影像学检查

（1）影像学检查

①X线平片：X线平片可显示骨小梁是否稀疏，

但骨量丢失超过 30% 才在 X 线平片上有阳性发现,因此,骨量丢失早期用 X 线平片难以检出。X 线平片是检出脆性骨折,特别是胸椎、腰椎压缩性骨折的首选方法。常规胸椎、腰椎 X 线侧位摄片的范围应分别包括胸 4 至腰 1 和胸 12 至腰 5 椎体。基于胸椎、腰椎侧位 X 线影像,目前将椎体压缩性骨折的程度分为 I 、 II 、 III 度或分为轻、中、重度。该判定方法是依据压缩椎体最明显处的上下高度与同一椎体后缘高度之比;若全椎体压缩,则依据压缩最明显处的上下高度与其邻近上一椎体后缘高度之比。椎体压缩性骨折的轻、中、重度判定标准分别为椎体压缩 > 20% ~ < 25%、25% ~ < 40% 和 40% 以上。需进行椎体骨折评估的指征见表 5-6。

表 5-6 进行椎体骨折评估的指征

符合以下任何一条,建议行胸椎、腰椎 X 线侧位影像及骨折判定
·70 岁以上,椎体、全髋或股骨颈骨密度 T 值≤ -1.0
·女性 65 ~ 69 岁,椎体、全髋或股骨颈骨密度 T 值≤ -1.5
·绝经后女性及 50 岁以上男性,具有以下任一特殊危险因素:
-成年期(≥ 50 岁)发生非暴力性骨折

续表

– 较年轻时最高身高缩短 ≥ 4 cm
–1 年内身高进行性缩短 ≥ 2 cm
– 近期或正在使用长程（＞3 个月）糖皮质激素治疗

②电子计算机断层扫描（CT）和磁共振成像（MRI）：CT 和 MRI 可更为敏感地显示细微骨折，且 MRI 可显示骨髓早期改变和骨髓水肿，即 MRI 对检出新发骨折更具优势。同时 CT 和 MRI 有利于鉴别骨质疏松症与骨肿瘤等多种其他骨骼疾病。

③核医学检查：放射性核素显像在鉴别继发性骨质疏松症和其他骨骼疾病中具有一定优势，对甲状旁腺功能亢进、畸形性骨炎、骨纤维结构不良、骨软化症、肿瘤的骨转移等病症的骨显像具有特征性的改变。正电子发射计算机体层显像 –CT（PET–CT）和正电子发射计算机体层显像 –MRI（PET–MRI）对骨质疏松症的鉴别诊断，尤其是排查肿瘤相关骨病，具有一定的应用价值。

（2）骨密度及骨测量

医生常常提到的骨密度是指单位面积（面积密度，g/cm^2）或单位体积（体积密度，g/cm^3）所含的骨量。骨密度测量技术是对被测人体的骨矿含量、骨密度和体质成分进行无创性定量分析的方法。常用的骨密度测量方法与设备有双能 X 线吸收测定法（DXA）、定量计算机断层照相术（QCT）、外周双能 X 线吸收仪（pDXA）、单能 X 线骨密度测量法（SXA）、外周定量 CT（pQCT）和定量超声（QUS）等。目前，国内外公认的骨质疏松症诊断标准是基于 DXA 测量的结果，我国已经将骨密度检测项目纳入 40 岁以上人群常规体检内容。

① DXA 检测骨密度：DXA 骨密度检测是最常用的骨密度测量方法，可用于骨质疏松症的诊断、骨折风险性预测和药物疗效评估。其主要测量部位是中轴骨，包括腰椎和股骨近端，如果腰椎或股骨近端无法行骨密度检测，又如患有甲状旁腺功能亢进症或接受雄激素剥夺治疗前列腺癌等，可以取非优势侧桡骨远端 1/3 处作为测量部位。DXA 正位腰椎测量感兴趣区包括腰椎 1 ～ 4 及其后方的附件结构，故其测量结果受腰椎的退行性改变（如椎体和椎小关节的骨质增生、硬化等）和腹主动脉钙化等影响。DXA 股骨近端测量感兴趣区分别为股骨颈、股骨大粗隆、全髋部和 Ward 三角区的骨密度，其中用于骨质疏松症诊断的感兴趣区是

股骨颈和全髋部。DXA诊断标准应该采用中国人群的数据库进行计算。同时，建议对不同品牌DXA仪器检测数据进行换算，获得标准化骨密度和T值等。

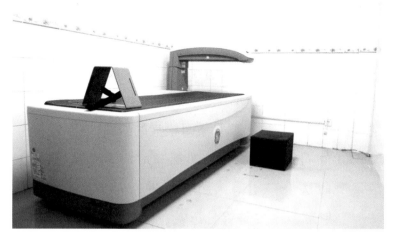

DXA 骨密度测量仪

②定量CT（QCT）：QCT是在CT设备上，应用已知密度的校准体模和相应测量分析软件检测骨密度的方法。该方法可分别测量松质骨和皮质骨的体积密度，可敏感反映骨质疏松症早期松质骨的骨量丢失状况。QCT通常测量腰椎和（或）股骨近端的松质骨骨密度。QCT测量多数在临床CT数据基础上进行分析，与临床CT扫描结合使用。对于肥胖、脊柱退行性改变或腹主动脉钙化等患者，QCT检测骨密度更为准确，但目前国际上尚未建立统一的QCT诊断标准。

QCT 目前可用于骨质疏松症药物疗效的评估以及预测骨质疏松性骨折的发生风险等，但尚需进一步研究。美国放射学会提出，椎体 QCT 骨密度低于 80 mg/cm^3、80 ～ 120 mg/cm^3 和高于 120 mg/cm^3 分别相当于 WHO 推荐骨质疏松症诊断标准中的骨质疏松、骨量减少和骨量正常。我国学者对 QCT 进行了积极探索，建立了适用于我国人群的 QCT 正常值参考数据库，并认为上述标准适用于中国人群骨质疏松症的诊断。

③外周骨密度测量：包括 pQCT、pDXA、SXA 及放射吸收法（RA）等采用 X 线进行骨密度测量的方法。测量部位主要是桡骨远端、跟骨、指骨和胫骨远端等，主要反映的是皮质骨骨密度。pQCT 还可用于评价骨微结构。目前，外周骨密度测量尚不能用于骨质疏松症的诊断，仅用于骨质疏松症风险人群的筛查和骨质疏松性骨折的风险评估。

④定量超声（QUS）：QUS 测量的主要是感兴趣区（包括软组织、骨组织、骨髓组织）结构对声波的反射和吸收所造成超声信号的衰减结果，通常测量部位为跟骨。检测设备具有便携性，且无辐射，可用于骨质疏松症风险人群的筛查和骨质疏松性骨折的风险评估，但不能用于骨质疏松症的诊断和药物疗效评估。

对于 QUS 筛查出的高危人群，建议进一步行 DXA 测量骨密度。

3）骨质疏松症实验室检查

（1）一般检查项目：血常规、尿常规、红细胞沉降率（血沉）、肝功能、肾功能、血钙、血磷、血碱性磷酸酶、25- 羟基维生素 D 和甲状旁腺激素水平，以及尿钙、尿磷和尿肌酐等。

（2）骨转换生化标志物（BTMs）：骨转换过程中产生的中间代谢产物或酶类，称为 BTMs。BTMs 分为骨形成标志物和骨吸收标志物，前者反映成骨细胞活性及骨形成状态，后者反映破骨细胞活性及骨吸收水平。

BTMs 不能用于骨质疏松症的诊断，但在多种骨骼疾病的鉴别诊断、判断骨转换类型、预测骨折风险、监测治疗依从性及评估药物疗效等多个方面发挥重要作用。

8. 骨质疏松症的诊断

骨质疏松症的诊断基于详细的病史采集、体格检查、骨折风险评价、骨密度测量，以及影像学和实验室检查。骨质疏松症的诊断标准是基于 DXA 骨密度和（或）脆性骨折的诊断结果。

1）基于 DXA 骨密度的诊断

对于老年人群，DXA 骨密度是目前通用的骨质疏松症诊断依据。DXA 测量的骨密度通常需要转换为 T 值用于诊断，T 值 =（骨密度的实测值—同种族同性别正常青年人峰值骨密度）/ 同种族同性别正常青年人峰值骨密度的标准差。推荐使用骨密度 DXA 测量的中轴骨（腰椎 1 ～ 4、股骨颈或全髋部）骨密度或桡骨远端 1/3 骨密度的 T 值≤ –2.5 为骨质疏松症的诊断标准（表 5-7）。

表 5-7　基于 DXA 测定骨密度的诊断标准

诊断	T 值
正常	T 值≥ –1.0
骨量减少	–2.5 < T 值< –1.0
骨质疏松	T 值≤ –2.5
严重骨质疏松	T 值≤ –2.5 合并脆性骨折诊断

2）基于脆性骨折的诊断

若发生髋部或椎体脆性骨折，不依赖于骨密度测定，临床上即可诊断骨质疏松症；若发生肱骨近端、骨盆或前臂远端的脆性骨折，且骨密度测定显示骨量减少（–2.5 < T 值< –1.0），就可诊断骨质疏松症。骨质疏松症诊断标准见表 5–8。

表 5-8　骨质疏松症诊断标准

骨质疏松症诊断标准（符合以下三条中任一者）
● 髋部或椎体脆性骨折
● DXA 测定中轴骨骨密度或桡骨远端 1/3 骨密度 T 值 ≤ –2.5
● 骨密度测量符合骨量减少（–2.5＜T 值＜–1.0）合并肱骨近端、骨盆或前臂远端脆性骨折

9. 骨质疏松症的防治

　　骨骼强壮是维持人体健康的关键。骨质疏松症的防治从任何时候开始都不会晚。骨质疏松症的主要防治目标包括改善骨骼生长发育，促进成年期达到理想的峰值骨量；维持骨量和骨质量，预防增龄性骨丢失；避免跌倒和骨折。骨质疏松症初级预防指尚无骨质疏松但具有骨质疏松症危险因素者，应防止或延缓其发展为骨质疏松症并避免发生第一次骨折。骨质疏松症二级预防和治疗指针对已有骨质疏松症或已经发生过脆性骨折者，避免其发生骨折或再次骨折。

　　骨质疏松症的防治措施主要包括基础措施（调整生活方式和使用骨健康基本补充剂）、药物干预和康复治疗。

1）调整生活方式

（1）加强营养，均衡膳食：建议摄入富含钙、低盐（5 g/d）和适量蛋白质（每日蛋白质摄入量为 1.0 ~ 1.2 g/kg。日常进行抗阻训练的老年人每日蛋白质摄入量为 ≥ 1.2 ~ 1.5 g/kg）的均衡膳食。动物性食物摄入总量应争取平均每日 120 ~ 150 g，推荐每日摄入牛奶 300 ~ 500 mL 或蛋白质含量相当的奶制品。

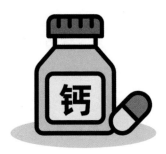

（2）充足日照：直接暴露皮肤于阳光下，根据皮肤状况接受足够紫外线照射。注意应避免涂抹防晒霜，但需防止强烈阳光过度照射灼伤皮肤。

（3）规律运动：进行增强骨骼强度的负重运动，包括散步、慢跑、太极、瑜伽、跳舞和打乒乓球等活动；进行增强肌肉功能的运动，包括重量训练和其他抵抗性运动。

（4）戒烟，限酒，避免过量饮用咖啡及碳酸饮料。

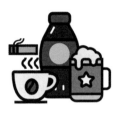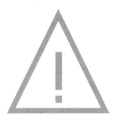

（5）尽量避免或少用影响骨代谢的药物。

（6）采取避免跌倒的生活措施，如清除室内障碍物、使用防滑垫、安装扶手等。

2）骨健康基本补充剂

（1）钙剂：摄入充足的钙对获得理想峰值骨量、缓解骨丢失、改善骨矿化和维护骨骼健康有益。《中国居民膳食营养素参考摄入量（2023版）》建议：青年、50岁以上中老年、妊娠中晚期及哺乳期人群推荐每日膳食钙摄入量为800 mg，可耐受的最高摄入量为2 000 mg。建议尽可能通过膳食摄入充足的钙，饮食中钙摄入不足时，可给予钙剂补充。每日钙摄入量包括膳食和钙补充剂中的元素钙总量。营养调查显示，我国居民每日膳食约摄入元素钙400 mg，故尚需补充元素钙500 ～ 600 mg/d。钙剂选择需考虑钙元素含量、安全性和有效性。中国营养学会膳食钙推荐或适宜摄入量及《原发性骨质疏松症诊疗指南（2022）》不同种类钙剂中的元素钙含量见表 5-9、表 5-10。

对于有高钙血症和高尿钙患者，应避免补充钙剂；补充钙剂需适量，超大剂量补充钙剂可能增加肾结石和心血管疾病的风险。目前尚无充分证据表明单纯补钙可以替代其他抗骨质疏松症药物治疗。在骨质疏松症防治中，钙剂应与其他抗骨质疏松药物联合使用。

表 5-9　中国营养学会膳食钙推荐或适宜摄入量

年龄段 / 阶段	膳食钙参考摄入量（mg/d）
＜ 6 月	200
7 ～ 12 月	350
1 ～ 3 岁	500
4 ～ 6 岁	600
7 ～ 8 岁	800
9 ～ 17 岁	1 000
＞ 18 岁	800
妊娠中晚期、哺乳期	800

表 5-10 不同钙剂中元素钙的含量

化学名	元素钙含量 /%
碳酸钙	40.00
磷酸钙	38.76
氯化钙	36.00
醋酸钙	25.34
枸橼酸钙	21.00
乳酸钙	18.37
葡萄糖酸钙	9.30

（2）维生素 D：充足的维生素 D 可增加肠道钙吸收、促进骨骼矿化、保持肌力、改善平衡和降低跌倒风险等。维生素 D 不足可导致继发性甲状旁腺功能亢进，增加骨吸收，从而引起或加重骨质疏松症。首先建议接受充足的阳光照射。对于维生素 D 缺乏或不足者，应给予维生素 D 补充剂。对于存在维生素 D 缺乏危险因素人群，有条件时应监测血清 25-(OH)D 和甲状旁腺激素水平以指导维生素 D 补充量。为维持骨健康，建议血清 25-(OH)D 水平保持在 20 ng/mL

（50 nmol/L）以上。对于骨质疏松症患者，尤其在骨质疏松症药物治疗期间，血清 25-(OH)D 水平如能长期维持在 30 ng/mL 以上，则较为理想，但要注意，当 25-(OH)D 水平超过 150 ng/mL 时有可能出现高钙血症。维生素 D 缺乏或不足者可首先尝试每日口服维生素 D_3 1 000 ～ 2 000 IU，对于存在肠道吸收不良或依从性较差的患者，可考虑使用维生素 D 肌肉注射制剂。开始补充维生素 D 后 2 ～ 3 个月检测血清 25-(OH)D 水平，如上述补充剂量仍然不能使 25-(OH)D 水平超过 30 ng/mL，可适当增加剂量。肥胖者通常需要较大剂量。无论是维生素 D_2 还是维生素 D_3 补充剂均能等效地提升体内 25-(OH)D 的水平。使用活性维生素 D 或其类似物并不能纠正维生素 D 缺乏或不足；同时，不建议单次口服超大剂量普通维生素 D 的补充剂。

3）抗骨质疏松症药物

有效的抗骨质疏松症药物治疗可以增加骨密度，改善骨质量，显著降低骨折的发生风险。推荐抗骨质疏松症药物治疗的适应证（符合以下任意一项）：经 DXA 骨密度检查确诊为骨质疏松症患者；已经发生过椎体或髋部等部位脆性骨折者；骨量减少但具有高骨折风险的患者（表 5-11）。

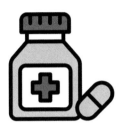

表 5-11　抗骨质疏松症药物治疗适应证

● 发生椎体脆性骨折（临床或无症状）或髋部脆性骨折者

● DXA 骨密度（腰椎、股骨颈、全髋部或桡骨远端 1/3）T 值 ≤ −2.5，无论是否有过骨折

● 骨量低下者（骨密度：−2.5 < T 值 < −1.0），且具备以下情况之一：
　– 发生过下列部位脆性骨折（肱骨上段、前臂远端或骨盆）
　– FRAX 计算未来 10 年髋部骨折风险 ≥ 3% 或任何主要骨质疏松性骨折发生风险 ≥ 20%

　　抗骨质疏松症药物按作用机制分为骨吸收抑制剂、骨形成促进剂、双重作用药物、其他机制类药物及中成药（表 5-12）。骨质疏松症治疗药物的选择已逐步转为依据骨折风险分层的治疗策略，主要针对骨折高风险和骨折极高风险者。对于骨折高风险者建议首选口服双膦酸盐（如阿仑膦酸钠、利塞膦酸钠等）；对于口服不耐受者可选择唑来膦酸或地舒单抗；对于骨折极高风险者，初始用药可选择特立帕肽、唑来膦酸、地舒单抗、罗莫佐单抗或序贯治疗；而对于髋部骨折极高风险者，建议优先选择唑来膦酸或地舒单抗。所有抗骨质疏松症药物均应在医师指导下使用。

（1）防治骨质疏松症的主要药物

表 5-12　防治骨质疏松症主要药物

骨吸收抑制剂	骨形成促进剂	双重作用药物	其他机制类药物	中成药
双膦酸盐类	甲状旁腺激素类似物	硬骨抑素单克隆抗体（罗莫佐单抗）	活性维生素 D 及其类似物（阿法骨化醇、骨化三醇、艾地骨化醇）	骨碎补总黄酮制剂
RANKL 单克隆抗体（地舒单抗）	/	/	维生素 K_2	淫羊藿总黄酮制剂
降钙素	/	/	/	人工虎骨粉制剂
雌激素	/	/	/	中药复方制剂
SERMs	/	/	/	/

注：RANKL，指核因子 – κ B 活化体受体配体；SERMs，指选择性雌激素受体调节剂类药物。

（2）中医中药治疗

按骨质疏松症的发病机制和临床表现，中医学中相近的病症有骨痿和骨痹。骨痿是指没有明显的疼痛表现，或仅感觉腰背酸软无力的病症（"腰脊不举，骨枯而髓减"），虚证居多；骨痹，症见"腰背疼痛，全身骨痛，伴身重、四肢沉重难举"，常有瘀血阻络，损及筋骨，故虚实夹杂为多。根据虚则补之的原则，中医学常按"肾主骨""肝主筋""脾主肌肉"而补之；依"不通则痛"或"不荣则痛"的理论，以补益肝肾、健脾益气、活血祛瘀为基本治法攻补兼施。所用药物中有效成分较明确的中成药有骨碎补总黄酮制剂、淫羊藿总黄酮制剂和人工虎骨粉制剂；中药复方制剂主要有以补益为主的仙灵骨葆胶囊、芪骨胶囊、左归丸，攻补兼施的骨疏康胶囊（表5-13）。中成药治疗骨质疏松症具有治病求本兼改善临床症状的作用，应在医师指导下使用。

表5-13　治疗骨质疏松症的中成药

药品名	适应证	功效	不良反应	注意事项
骨碎补总黄酮制剂	NMPA批准治疗原发性骨质疏松症、骨量减少	补肾、强骨、止痛	偶见口干、便秘	忌辛辣、生冷、油腻食物；感冒发热患者不宜服用；在医师指导下服用

续表

药品名	适应证	功效	不良反应	注意事项
淫羊藿总黄酮制剂	NMPA批准治疗骨质疏松症	滋补肝肾、活血通络、强筋壮骨	尚不明确	忌食生冷、油腻食物;感冒时不宜服用;在医师指导下服用;孕妇禁用
人工虎骨粉制剂	NMPA批准用于骨质疏松症患者症状的改善	健骨	偶见服药后口干	服药期间多饮水
仙灵骨葆胶囊	NMPA批准用于骨质疏松症和骨折等	滋补肝肾、接骨续筋、强身健骨	皮疹、瘙痒等;胃肠道反应;肝功能异常;乏力、外周水肿等	有肝病史或肝功异常者禁用;对本品过敏者禁用,过敏体质者慎用;重症感冒期间不宜服用;避免与有肝毒性的药物联合用药,且用药期间应定期监测肝功能
芪骨胶囊	NMPA批准用于女性绝经后骨质疏松症	滋养肝肾、强筋健骨	少见腹痛、腹泻、便秘等胃肠道反应;少见多汗、口干、皮肤瘙痒、口腔溃疡等;偶见肝肾功能异常	肝肾功能不全者禁用;对本品过敏者禁用;阴虚火旺者慎用;用药期间应定期监测肝肾功能
骨疏康胶囊	NMPA批准治疗原发性骨质疏松症	补肾益气、活血壮骨	个别患者出现上腹部不适	忌食辛辣、生冷、油腻食物;发热患者暂停使用;对本品过敏者禁用,过敏体质者慎用

续表

药品名	适应证	功效	不良反应	注意事项
左归丸	NMPA 批准用于真阴不足证患者，症见腰膝酸软、盗汗、神疲、口燥	滋肾补阴	偶见轻度皮肤瘙痒	孕妇忌服，儿童禁用；忌油腻食物；对本品过敏者禁用，过敏体质者慎用

注：NMPA，指国家药品监督管理局。

（3）使用抗骨质疏松症药物注意事项

抗骨质疏松症药物疗程应个体化、长期化，所有治疗至少应坚持 1 年，在治疗前和停药前都须全面评估骨质疏松性骨折的发生风险，并对患者进行骨折风险分层管理。

骨质疏松症的治疗是一个长期的过程，在接受治疗期间应对如下情况进行监测：疗效、钙和维生素 D 摄入量、药物不良反应，以及对治疗的依从性和新出现的可能改变治疗预期效果的共患病。抗骨质疏松症药物治疗的目的是缓解骨痛等症状，提高骨强度，降低骨折风险。临床上，对疗效的监测受限于缺少直接检测骨强度的临床工具，目前可使用替代指标监测疗效，如骨密度检查、BTMs 及脊椎影像学检查着手，持续监测药物使用的有效性。

10. 康复治疗

康复治疗可贯穿骨质疏松症治疗全过程。针对骨质疏松症的康复治疗主要包括运动疗法、物理因子治疗、作业疗法及康复工程等。

1)运动疗法

运动是骨质疏松症一项重要的预防和治疗措施。运动时可引起体内激素分泌改变。激素是由内分泌腺和具有内分泌功能的组织所产生的微量化学信息分子。激素被释放进入体液,或被扩散至靶细胞、靶器官,从而调节细胞或器官的代谢,并通过反馈调节机制以维持内外环境的适应和平衡。运动引起的激素分泌改变,均促进物质和能量代谢,以适应运动的需要。骨钙的代谢同样也受运动的影响。长期坚持合适的运动,有助于"下丘脑—垂体—性腺轴"功能的平衡。实验证明,长期打太极拳的老年人组血液内性激素代谢活动水平明显高于不太活动的同年龄对照组。运动同样有利于绝经后妇女体内的雌激素含量增加,糖对胰岛素受体的敏感性增强和骨组织对甲状旁腺激素的感受性降低,致使破骨细胞活动减弱。同时,运动时肌肉的反复收缩运动,对骨组织形成良性挤压,刺激了成骨细胞的活性,促进了骨的形成。骨组织的负重训练不仅促使骨钙增加、骨皮质增厚，同时也有利于骨内骨小梁的合理排列，即顺应力学需要的排列。

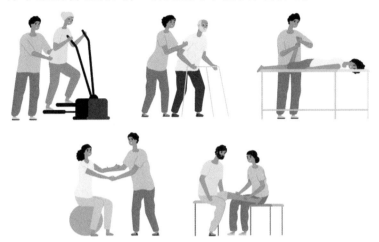

运动疗法治疗骨质疏松症对于长期卧床患者尤为重要，这些患者单纯服药疗效往往不满意，这可能与骨小梁的排列有关。骨质疏松症患者进行运动疗法时，应注意合理的运动量，运动强度以低、中等强度为宜，即靶心率以（150- 年龄数）至（170- 年龄数）为标准，应循序渐进，根据自身情况逐步增大运动强度；运动时间以 20 ～ 40 分钟不等；运动频率可以保持在每周 4 ～ 6 天；运动项目可以选择慢跑、太极拳、爬山、快走、游泳、登车、举哑铃等。

骨质疏松症患者跌倒造成的骨折可能是严重影响生活质量的主要危险。故适当地做一些平衡训练尤为重要，包括单腿站立、正走、倒走、下蹲起立练习等，训练时必须要有安全措施。我国传统健身方法中太极拳很有特色，动静结合、高低起伏，又有平衡动作，运动强度可大可小，老少皆宜，既能训练腿部肌力，又练习了双下肢诸关节本体感受能力，可能会取得较好的防跌倒的效果。

运动疗法简单实用，不但可增强肌力与肌耐力，改善平衡性、协调性与步行能力，而且可改善骨密度，维持骨结构，降低跌倒与脆性骨折的发生风险等。运动疗法需遵循个体化、循序渐进、长期坚持的原则。

治疗性运动包括有氧运动（如慢跑、游泳、太极拳、五禽戏、八段锦和普拉提等）、抗阻训练（如举重、下蹲、俯卧撑和引体向上等）、冲击性训练（如体操、跳绳）、振动运动（如全身振动训练）等。

抗阻训练联合冲击性训练能有效增加低骨量或骨质疏松症患者的骨密度，降低骨折风险，而且安全有效，耐受性好。为了确保安全，高强度抗阻训练联合冲击性训练项目必须在相关专业人士的严格指导下进行，一般为每周 2 次，每次 30 分钟，为期 8 个月，且第 1 个月以自重训练和低强度的负荷训练为主作过渡，重点学习高强度抗阻训练联合冲击性训练的动作模式。

抗阻训练主要包括硬拉、肩部推举及深蹲，每次 5 组，重复 5 次，强度在 80% ～ 85% 的最大重复值[①]。冲击性训练主要以跳跃练习为主。该训练方法需要在专业人员指导下进行。在没有专业人士指导的情况下，建议根据个人的身体状况，以采用中等强度的运动方案为主。

骨质疏松性骨折早期应在保证骨折断端稳定性的前提下，加强骨折邻近关节被动运动（如关节屈伸等）及骨折周围肌肉的等长收缩训练等，以预防肺部感染、关节挛缩、肌肉萎缩及失用性骨质疏松；后期应以主动运动、渐进性抗阻运动及平衡协调与核心肌力训练为主。

2）物理因子治疗

脉冲电磁场、体外冲击波、紫外线等物理因子治疗可增加骨量；紫外线照射皮肤，能促进生成内源性维生素 D，从而帮助钙在肠道的吸收。紫外线照射治疗骨质疏松症通常采用全身照射法。除此之外，临床研究有报道，应用直流电钙离子导入法和超声波或低频脉冲疗法促进局部骨组织钙离子的沉着，但它们治疗骨质疏松症的机制和临床疗效尚有待于进一步验证。

超短波、微波、经皮神经电刺激、中频脉冲等治疗可减轻疼痛。对骨质疏松性骨折或者骨折延迟愈合患

---

① 最大重复值：指一个人在正确动作技巧下，只能完成一次的最大重量。

者可选择低强度脉冲超声波、体外冲击波等治疗以促进骨折愈合。经皮神经肌肉电刺激、针灸等治疗可增强肌力,促进神经修复,改善肢体功能。联合治疗方式与治疗剂量需依据老年人自身情况与耐受程度选择。

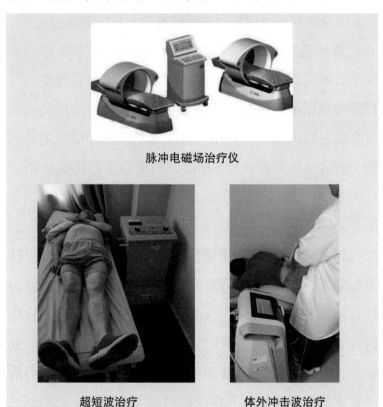

脉冲电磁场治疗仪

超短波治疗　　　　　　　体外冲击波治疗

3)作业疗法

作业疗法以针对骨质疏松症患者的康复宣教为主,包括指导患者正确的姿势,改变不良生活习惯,提高运动安全性。作业疗法还可分散患者注意力，减少对疼痛的关注，缓解由骨质疏松症引起的焦虑、抑郁等消极情绪。

4）康复工程

在创新康复医疗服务模式下，康复医疗与康复辅助器具配置服务将更好地融合。行动不便、跌倒高风险者可选用拐杖、助行架、髋部保护器等辅助器具，以提高行动能力，减少跌倒及骨折的发生。急性或亚急性骨质疏松性椎体骨折的患者可使用脊柱支架，以缓解疼痛、矫正姿势、预防再次骨折等。社区应对不安全的环境应进行适当改造，如将楼梯改为坡道、卫生间增加扶手等，以减少跌倒发生风险。健全康复医疗服务体系，开展社区内健康教育，骨科康复医疗团队定期随访，以及加强康复医疗人才培养和队伍建设，培养协调员专门介入骨折高风险的骨质疏松症患者管理，将有助于骨质疏松症患者的康复管理。

（六）合理用药

老年人常常合并多种疾病，需要服用多种药物，而药物是引起老年人跌倒的重要因素，合理规范用药可有效降低老年人跌倒发生率。

应由医生对老年人用药方案进行综合评估，非专业人员不可擅自调整老年人用药。医生可在老年人就诊或入院时，以及改变药物剂量或种类时，对老年人用药情况进行评估。同时，社区家庭医生需定期评估老年人用药致跌倒的风险。所有药物均需要纳入管理，包括老年人使用的中药和保健品等。如老年人存在潜在因不适宜用药而致跌倒的风险，在确保疗效的前提下，选择更换致跌倒风险相对较小的药物。尽量避免使用抗精神病药、抗抑郁药物、镇静催眠药等增加跌倒风险药物，如必须使用，可在确保临床疗效的前提下，优先选择致跌倒风险较小的药物。

因老年人药物代谢能力下降，建议对老年人采取小剂量给药原则，首次可用成年人剂量的下限用量，用药过程中根据疗效、耐受性以及老年人肝肾功能调整给药剂量或给药间隔。医生还需定期评估老年人用药品种。主要原因是随着年龄增长、生理特点变化及疾病进展，老年人原用药物可能不再适合其当前状态，而一些对症治疗药物在症状缓解时也需及时停用。

老年人若无特殊情况不可擅自修改用药，须遵从医生意见。

（七）心理支持

有跌倒史的老年人常常会有沮丧、焦虑心理。老年人由于跌倒恐惧而迫使自己减少户外活动和运动锻炼，久而久之，其肌肉力量、肢体协调性、步态平衡等下降，从而增加了跌倒风险，致使跌倒的危险性随之升高。跌倒和害怕跌倒互为因果，使有跌倒史的老年人陷入"跌倒—跌倒恐惧—更容易跌倒"的恶性循环。所以，及时与他们沟通和交流尤为重要。国外研究表明，了解老年人自身对跌倒的感受很重要，可使他们容易接受医生的建议和指导。所以，医生应认真倾听老年人的诉求，以便进行相应的指导。尤其是要告知老年人这些预防跌倒的措施为什么很重要，从而提高老年人的依从性。同时有证据表明，通过太极拳、瑜伽、步态锻炼、平衡能力锻炼等运动方式进行干预，可以改善社区老年人害怕跌倒心理。除运动干预外，通过认知行为疗法，帮助老年人形成预防跌倒的正确认识和行为习惯，也可增加老年人的防跌倒效能，减轻其对跌倒的恐惧。若老年人焦虑情绪严重，可请精神科医生协助诊治。

（八）适当助行

衰老、疾病、残疾等原因可能影响老年人身体功能，增加其跌倒风险，影响其生活质量。为老年人科学、合理配置辅助器具（辅助），可帮助老年人应对障碍，降低跌倒风险，提高生活质量。

1. 适老辅具

适老辅具是指在一定环境下使用的辅助失能老年人发挥潜能、克服部分环境功能障碍的器具。适老辅具既有对老年人身体功能的代偿与补偿，也有对护理者护理能力补偿的作用。科学合理地选择和使用适老辅具是预防老年人跌倒，实现其生活能力重建，减轻护理者护理强度的重要手段。

老年人用的辅具种类繁多，与跌倒预防相关的适老辅具主要包括：适老助行器、适老功能轮椅、助力扶手、适老坐便器、适老洗浴椅、适老能护理床等。拐杖（也称手杖）是辅助支撑老年人行走的最常用工具，由手柄、杆、橡胶头组成，正确的使用方法是握在健侧腿侧。手柄是使用者手握的部位，由于人手掌的大小不一，所以要选择容易使力、大小合适的手柄。杆是笔直的，带有适当重量使落地的稳定性高。拐杖在支脚与地面接触的部位应配有橡胶垫，橡胶垫有防滑、减震、耐磨等作用，以确保支撑的稳定性。橡胶垫在接触地面时，必须承担所有重力，所以防滑性尤为重要。拐杖的长度也有要求，合适的长度应为老年人自然站立，两手自然下垂，手腕关节（桡骨茎突）到地面的距离。

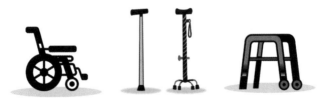

选择适老辅具时并不是辅具功能越全、技术含量越高越好，应以适合老年人需求、适用于环境、有助于发挥功能替代和补偿作用、预防跌倒、保证安全为重点。

2. 佩戴合适的眼镜

老年人随着年龄增长，眼球晶状体逐渐硬化、增厚，而且眼部肌肉的调节能力也随之减退，导致变焦能力降低。因此，看近物时，由于影像投射在视网膜时无法完全聚焦，看近距离的物件就会变得模糊不清。视物的清晰度直接影响了大脑的判断分析能力，建议老年人在正规的机构配制合适的眼镜，减少因视物模糊引起的跌倒。

3. 穿着合适的鞋子

健康人的脚底有足弓，它是由足骨、韧带和肌肉组成的，具有一定的弹性，可以避免人在走路时产生疼痛；此外，足弓还有吸收、缓冲人在行走时的力的作用。随着年龄的增长，足部肌肉、韧带也会出现退行性改变，肌肉的力量、足弓的弹性也会随

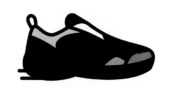

之减弱。老年人应穿对足有保护作用的鞋。一般来说，老年人穿的鞋应具备合脚、保暖性好、透气性好、防滑性好、轻便的特点。鞋在保持躯体的稳定性方面具有十分重要的作用。老年人应尽量避免穿高跟鞋或鞋底过于柔软的鞋。

4. 智能设备的穿戴

目前部分电子设备具有智能提醒功能，除了可以随时监测血压、心率、步数，也可以提醒老年人避免久坐、久卧。

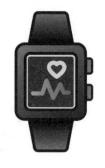

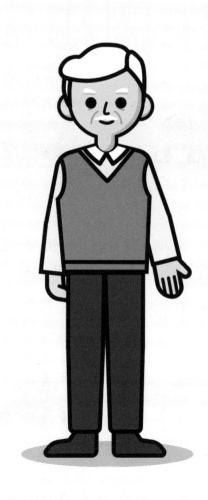

第六章　如何减轻跌倒损伤及跌倒后的救治措施

老年人发生跌倒，轻者可造成擦伤、挫伤、拉伤等轻微外伤，重者可能导致骨折、颅脑损伤，甚至死亡。对跌倒后的老年人应进行必要的现场紧急处置，根据伤情尽快送到医疗机构就诊，及时检查及处置跌倒后损伤。如果是由于低血糖、抽搐、心脏病、脑卒中等导致的跌倒，还需要鉴别上述原因并给予原发病及时的处置。

一、老年人跌倒后的自救

老年人跌倒后，需要尽量保持沉着、冷静，如果附近没有其他人可以提供帮助，应积极进行自救。

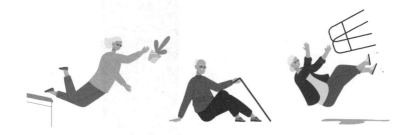

（一）跌倒后不要着急站起来，先进行自我评估

如果有胸痛、呼吸困难、严重出血、浑身湿冷、伤及头部、肢体麻木无力或不能活动等情况，或由于受伤部位疼痛等原因不能自行移动，需在跌倒的位置保持相对舒适的体位并尽快拨打急救电话或向他人求救，同时注意做好保暖措施。

如果自我评估不存在上述情况，且受伤部位没有严重疼痛，可以尝试慢慢站起来。起身过程不要着急，应缓慢分步进行。

（二）背部着地的自救

跌倒时如为背部着地，应逐渐调整为俯卧位，最后以稳定的物体为支撑慢慢起身。若起身过程中感到明显疼痛或不适，不要强行起身，应尽快向他人求助。

从仰卧位调整到俯卧位时，首先将双腿弯曲，取就近的毯子、衣物等为自己保温，要使自己处在较为舒适的体位。休息片刻，等体力充分恢复后，尽力使自己向椅子、床等家具的方向翻转身体，使自己变成俯卧位，如图6-1。

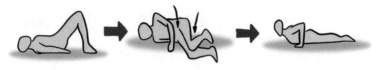

图 6-1　翻转身体变俯卧

然后，双手支撑地面，抬起臀部，弯曲膝关节，尽力使自己面向椅子或床等家具跪立，双手扶住椅面或床面，如图 6-2。

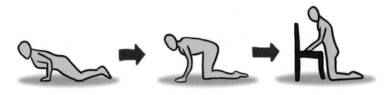

图 6-2　抬臀面椅跪立

接下来，以椅子为支撑，尽力站起来，如图 6-3。

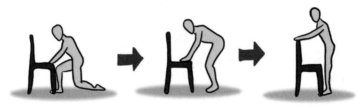

图 6-3　以椅为支撑站立

最后，休息片刻，恢复部分体力后，打电话告知医务人员自己跌倒的情况。注意所有动作均需缓慢进行，避免肌肉、关节再次受伤。

二、对跌倒老年人的救助

　　尽量在跌倒发生现场就开始对跌倒老年人进行救护。对跌倒老年人施以救护的第一反应人通常是朋友、邻居、家庭成员、路人等目睹事件发生的旁观者，他们的呼救或者直接提供的救护会对跌倒者的预后产生重要影响。

（一）应急救护原则

1. 保证安全

　　无论老年人跌倒是发生在家中，还是在公共场所，现场都有可能存在不安全因素。在对老年人进行施救前，首先要观察环境是否安全。有车辆行驶的道路、有毒气体存在的封闭环境、火灾现场等都存在不安全因素。现场存在不安全因素时，应先将老年人转移到安全处，或在保证老年人和救助者安全的情况下再进行下一步救护。

2. 防止感染

施救时要做好个人防护和对受伤老年人的保护。处理可疑的患有体液接触传染病的老年人时，尽量避免用裸露的手触摸伤口和血液。

3. 合理救护

救助者应针对不同伤情采取适当的救护措施，避免老年人长时间伏地。如果现场安全，在救护车到来之前，不宜移动跌倒后伤情较为严重的老年人。伤势较重的老年人应避免进食、进水，以免影响后续可能的手术。做好老年人的保暖工作，避免发生低体温的情况。

4. 心理支持

针对老年人可能出现的烦躁不安、激动、惊恐等情绪波动，施救者要关心和理解，守护和安慰老年人，做好关怀工作。

（二）现场检查和处理伤情的方法

发现老年人跌倒时，不要急于扶起老人，而应根据具体情况采取相应措施，尽量避免跌倒后的继发损伤，具体方法如下。

1. 意识不清

1）检查意识

施救者用双手轻拍老年人的双肩，并在其两侧耳边大声呼唤，观察老年人的反应。如果老年人没有反应，即可认为意识丧失，要立即呼救；如果老年人有反应，应继续检查伤病情况，采取相应的处理措施。

对没有意识的老年人，要保持其气道通畅，避免因舌后坠而阻塞气道。在保持呼吸道通畅的情况下，检查其有无呼吸或是否有异常呼吸。

如老年人意识不清，应立即拨打急救电话并继续做以下工作。

2）检查呼吸

检查呼吸的方法包括倾听老年人有无呼吸声，观察老年人胸腹部有无起伏和施救者面颊能否感受到老年人呼吸所产生的气流，用时约 10 秒钟。如老年人无意识、无呼吸（或为叹息样呼吸），要立即开始心肺复苏。

3）检查循环

施救者可以通过触摸老年人桡动脉搏动和观察指端毛细血管复充盈时间来检查循环。搏动有力、复充盈时间在 2 秒钟以内者，为循环良好；搏动减弱，或者复充盈时间大于 2 秒钟，为循环衰竭的表现。

4）检查清醒程度

在施救过程中，要随时检查老年人的清醒程度。这有助于判别神经系统有无功能障碍，以及判断伤情是否发生变化。

5）仔细检查伤情

在老年人情况较平稳、现场环境许可的情况下，充分暴露其受伤部位，以便进一步检查和处理。检查包括头部（眼、耳、鼻、口）、颈部、胸部、腹部、上肢、下肢、骨盆和脊柱等，同时询问发生跌倒的经历和病史。检查时，应注意老年人是否随身携带医疗信息卡。

出血较少时，有条件的可先用清水清洗伤口周围，再用干净柔软的纱布或毛巾擦拭伤口周围。出血较多时，首选直接压迫出血点，采取压迫止血法控制出血；无法控制时，受过专门训练的人员可以使用止血带压迫止血。

当怀疑老年人出现头外伤、脊髓损伤、骨折等较严重损伤时，如果现场环境安全，尽量使老年人保持原有体位不动，并拨打急救电话。如果现场环境不安全，需要转移老年人，应先对骨折处进行固定后再转运。怀疑发生脊柱骨折时，须在尽量保持老年人的脊柱没有旋转、折弯等情况下进行移动。如果发生扭伤，不要揉搓受伤部位，可冷敷以减轻肿胀和疼痛，并用弹性绷带加压包扎。

当老年人有呕吐时，将其头偏向一侧，并清理口、鼻腔呕吐物，保证呼吸通畅。当老年人发生抽搐时，应将其移至平整软地或身体下垫软物，防止碰伤、擦伤，必要时牙间需垫较硬物，防止舌咬伤。注意不要硬掰抽搐肢体，防止其肌肉、骨骼损伤。

2. 意识清楚

如跌倒老年人意识清楚，应从以下几方面着手进行救助。

1）是否有记忆

询问老年人跌倒情况及对跌倒过程是否有记忆，如不能记起跌倒过程，可能为晕厥或脑血管意外，应立即护送老人到医院诊治或拨打急救电话。

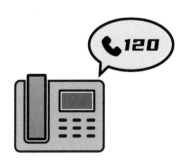

2）是否有合并症

询问老年人是否有剧烈头痛，观察其是否有口角歪斜、言语不利、手脚无力等脑卒中的症状，如有，不应立即扶起老人，否则可能会加重脑出血或脑缺血而使病情加重，应立即拨打急救电话。

3）有无外伤、出血

检查老年人有无外伤、出血，如有，立即止血、包扎并处理外伤，具体方法如下。

（1）出现扭伤或肌肉拉伤时，应尽量减少其伤处的活动，可用冷敷减轻痛苦。在承托受伤部位的同时可用绷带扎紧表皮外伤以止血，用双氧水清创，用碘伏消毒止血。

（2）如出现出血，应根据出血的部位和破裂血管的类型，采取不同的止血方法。

①毛细血管出血：血一般是皮肤内渗出的，血量较少时，只需贴上创可贴或轻轻压迫便可止血。

②静脉出血：血一般是从皮肤内流出的，必须用消毒纱布包扎止血，遵医嘱口服消炎药消炎止痛。

③动脉出血：动脉血是喷出来的，必须先行加压包扎，及时送到医院处理。

4）有无骨折及颈椎、腰椎或颅脑损伤

若考虑骨折及颈椎、腰椎或颅脑损伤，如无相关专业知识，不要随便搬动，以免加重病情，应立即拨打急救电话，具体方法如下。

（1）查看有无肢体疼痛、肿胀、畸形、功能障碍、关节异常或肢体位置异常等表现，如骨折端刺破大血管还会有大出血。骨折或疑为骨折时，要避免移动伤者或伤肢，对伤肢加以固定与承托（有出血者要先止血后固定），使伤者不因搬运、颠簸而使断骨刺伤血管、神经，避免额外损伤，加重病情。

（2）跌倒时如头部着地可造成颈椎脱位、骨折，多伴有脊髓损伤、四肢瘫痪。现场急救时，应让伤者就地平躺或将伤者放置在硬质木板上，颈椎两侧放置沙袋，使颈椎处于稳定状态，保持颈椎与胸椎轴线一致，切勿过伸、过屈或旋转。

（3）检查与询问伤者有无腰、背部疼痛，双腿活动或感觉异常及大小便失禁等提示腰椎损害的情形。切勿随便搬动，应等待急救专业人员到来。

（4）颅脑损伤者，轻者为脑震荡，一般无颅骨骨折，有轻度头痛、头晕，且昏迷多不超过30分钟。重者颅骨骨折可致脑出血、昏迷不醒。对颅脑损伤者应争分夺秒通知急救中心前来抢救。要使伤者保持安静卧位，不做不必要的搬动和检查，保持其呼吸道通畅。

5）若老年人可活动，并试图自行站起，可协助老年人缓慢起身，使其坐卧休息并观察其状况，确认无碍后方可离开。

3. 发生跌倒的后续诊疗

老年人跌倒后无论严重程度如何，均应在家庭成员或家庭保健员的陪同下到医院诊治，查找跌倒发生的原因，综合评估跌倒风险，并制定相应的防跌倒措施。

三、跌倒后的康复治疗

跌倒可造成老年人上肢、髋部、脊柱骨折等较严重损伤，这些较严重的损伤除了对症治疗外，还需要进行康复治疗。及时进行科学的康复训练可以加快人体受伤后身体恢复的进程，预防和减轻后续功能障碍及其程度，降低损伤对老年人日常生活能力、生活质量的影响，最大程度地帮助老年人恢复日常生活能力。骨折等伤病的康复治疗专业性强，要在专业医生指导下进行，不要自行实施。

除了物理康复治疗，心理康复同样重要。建议老年人跌倒后心理干预尽早介入，老年人家属、照护人应加强与老年人的沟通，以便及时了解老年人自身对跌倒的感受，必要时请心理医生介入，力求尽早打破"跌倒—恐惧跌倒—更容易跌倒"的恶性循环。

四、跌倒损伤治疗后的功能锻炼

老年人在跌倒损伤治疗后应在康复医师和康复治疗师的指导下，尽早进行康复训练，逐步恢复肢体功能。以下方法可供参考。

（一）急性期活动

急性期主要指伤后 1 ～ 2 周。这个时期要进行患肢肌肉的伸缩活动，可促进患肢血液循环，有利于消肿，防止肌萎缩，避免关节僵硬。

（二）恢复期活动

恢复期指患肢肿胀消退、局部疼痛逐渐消失后的时期。此时应逐步活动患肢上、下关节，活动速度应由慢到快，活动范围应由小到大。

（三）后期锻炼

主要进行患肢关节的主动功能训练，使各关节逐步恢复正常的功能状态。

（四）营养支持

主食应以米、面、杂粮为主，做到品种多样、粗细搭配。副食应多吃含钙多的食物，如牛奶及奶制品、虾米、虾皮、豆类、海藻类等。植物性食物应以绿叶菜、花菜等为主。

（五）运动疗法

不同的患者所选择的运动方式有所差异。在训练前，先要考虑其运动强度和运动量的问题，尤其是骨质疏松症的患者，更要特别注意。大多数情况下，运动的强度和量应在监测血压、脉搏、肺活量以及各种代谢指标变化的基础上，根据训练者的经验和训练中患者的情况而定。一般以患者能够耐受、不出现疲劳、训练前后的脉搏变化不超过 30 次 / 分为宜。高压超过 180 mmHg[①] 者及心脏病患者应慎选或禁选主动运动的方法。

长期卧床者早期以被动运动训练为主，以维持关节活动范围和全身循环系统的功能。如果一般状态允许的话，要嘱患者在床上进行等长收缩训练，主动收缩全身或部分肌肉，尽可能地维持较长时间，5～8次/组，2～4组/日。3周后可从卧位逐渐过渡到站立位。

能主动步行者是治疗的主要对象，占骨质疏松症患者的绝大多数。其运动目的在于增强肌力，以维持日常生活所必需的最小活动量。运动种类包括抗阻运动和主动运动等。

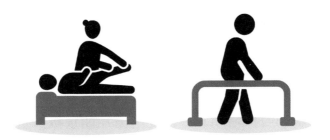

①1 mmHg ≈ 0.133 kPa。

（六）预防并发症

骨质疏松症骨折患者中大多数为老年人，卧床制动后，要注意预防下肢静脉血栓形成、尿路感染、结石、肺部感染等。注意血压和定期检测血液黏滞度等，预防心脑血管疾病的发生。对长期住院和卧床出现心理和情绪障碍的患者，要给予心理辅导，必要时使用药物干预。

有条件的老年活动中心或照护机构，除了监测体重以外，还可以测量患者握力、上臂围、小腿围等，并记录入档。部分机构还可以测量人体成分来判断体脂、肌肉组织量、骨质及水分含量的变化。对于体重过轻或近期体重下降的老年人，应进行医学营养评估，常用营养风险筛查2002（NRS 2002）或微型营养评定简表（MNA-SP）进行。应综合分析患者摄食情况、消化吸收能力、体格检查、人体测量、人体成分分析、生化指标、异常表现等营养相关问题得出相关的营养诊断。首先应排除疾病原因，根据目前健康状况、能量摄入量和身体活动水平，逐渐增加能量摄入量，或可稍高于推荐量。

第七章　老年人长期照护

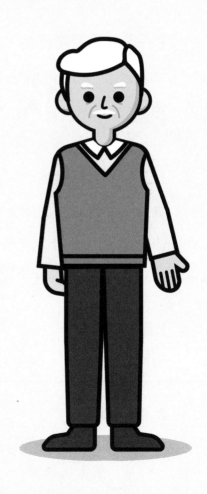

一、个人管理方案

（一）跌倒风险评估

采用跌倒风险评估工具或平衡测试与步态测试（附录六）进行评估，根据评估结果明确跌倒风险。

（二）个人管理措施

具有跌倒风险的老年人建议到医院就诊，接受专业评估及指导；此外，老年人自己可根据评估结果管理自己的生活，可按下面内容来进行。

1. 基本学习

增强防跌倒意识，加强防跌倒知识的学习。

2. 加强身体锻炼

运动要适度，既不能过劳，又不能不运动，可适当打太极拳、练太极剑等。

3. 熟悉生活环境

老年人应熟悉道路、厕所、路灯等生活环境，紧急时知道从何处可以获得帮助。

4. 了解自己所服用药物

老年人需了解自己所服药物的特性，如有些药物可能导致平衡障碍，需要睡前服用；部分降压药可能导致体位性低血压，服用后不能立即活动；降糖药可能导致低血糖等。

5. 选择适当的助行工具

老年人可根据自身情况选择适当的助行工具，并将拐杖、助行器及经常使用的物件等放在触手可及的位置。

6. 衣着合身

老年人在衣着方面需注意，衣服要舒适，鞋子要合适，并选择具有防滑功能的鞋。

7. 调整床高

老年人需要调整床的高度，以适合自己起坐。

8. 调整生活方式

在生活习惯上，老年人应注意上下楼梯、如厕时尽可能使用扶手；起居、活动要慢；夜间少饮水，定时如厕；避免在他人看不到的地方独自活动。

9. 正确佩戴补偿设置

有视、听及其他感知障碍的老年人应根据自身情况正确佩戴眼镜、助听器及其他补偿设备。

10. 加强膳食营养

在膳食营养方面，老年人可适当多摄入高钙和富含维生素 D 的食品。

 二、家庭管理方案

（一）家庭环境评估

对于家庭环境，可用居家危险因素评估工具（HFHA）来评估，原则上由医师完成，如有合适工具，可由家庭成员或家庭保健员在医师指导下完成。

1. 对室内灯光的评估与建议

评估内容	建议
居室灯光是否合适	灯光不宜过亮或过暗
楼道与台阶的灯光是否明亮	在通道和楼梯处使用足够亮度的灯泡
电灯开关是否容易打开	应能轻松开关电灯
床上是否容易开灯	床上应易开灯
存放物品的地方是否明亮	在黑暗处应留置灯泡，从明亮处到暗处动作应放缓

2. 对地面的评估建议

评估内容	建议
地面是否平整、防滑	地面不宜高低不平，如有高度差应以缓坡代替，室内不应有门槛；地面不宜过于光滑，可以涂防滑漆，使用防滑地砖
地毯是否放平，有没有皱褶和边缘卷曲	可铺地毯，但需保证地毯平整
地垫有无滑动	固定所有松动的地垫
地面上是否放置杂物	地面上应整洁，尽可能不放或少放杂物
通道上是否有电线	通道上不应有任何电线

3. 对卫生间的评估与建议

评估内容	建议
照明是否合适	充足照明，避免眩光
在浴缸或浴室内是否使用防滑垫	浴室地面使用防滑垫或使用防滑材料
洗漱用品是否容易拿到	洗漱用品应放在易拿易放的地方，避免老年人弯腰或伸手太远
马桶周围或淋浴间是否有扶手	安置高度适宜的扶手
洗浴方式	尽可能避免使用浴缸，建议采用淋浴冲洗

4. 对厨房的评估与建议

评估内容	建议
是否容易取到常用厨房用品	整理厨房，使最常用的厨具易拿易放，尽可能减少高处取物的可能
厨房内灯光是否明亮	充足照明，避免眩光
通风情况	留置通风口，安装抽油烟机或排气扇，做饭时保持通风
有无烟雾报警器	应安装烟雾报警装置
是否有家用灭火器	应配家用灭火器

5. 对客厅的评估与建议

评估内容	建议
照明	充足照明，避免眩光
座椅是否容易起身	安装适宜高度、坚固有扶手的座椅
过道上有无电线、家具、凌乱的物品	在过道上不堆放电线、杂物
家具放置是否合适	家具放置于合适位置，地面平整、防滑安全
窗帘等物品的颜色是否醒目	窗帘、家具的颜色尽可能鲜艳，应与周围环境有明显区别

6. 对卧室的评估与建议

评估内容	建议
室内是否有安全隐患，如过高、过低物品，堆放的杂物	卧室地面不要放置任何杂物，通道上不摆放任何物品，椅子高度合适
夜间照明设施	安置夜灯
室内有无紧急呼叫铃	应安装紧急呼叫铃
上下床的容易程度	床应高低合适，床垫应软硬适中
助行器摆放位置	放在床边容易获取的地方

7. 对楼梯、台阶、梯子的评估与建议

评估内容	建议
楼梯、台阶处照明	楼梯、台阶处需要明亮的照明,避免眩光
楼梯防滑(垫)的设置,扶手的安置	楼梯地面应做到防滑,安置合适高度的扶手
扶手的坚固度	扶手必须安置牢固
是否有折叠梯、梯凳,是否稳固,梯脚需防滑	尽量避免使用梯子、梯凳,如需使用,最好有人在旁边,最好选择有扶手的梯子

8. 对老人衣服、鞋子及穿衣习惯的评估与建议

评估内容	建议
鞋底是否防滑	鞋子应有防滑鞋底
鞋子是否合脚	鞋子必须合脚
鞋跟是否稳固	鞋跟尽可能宽大
衣服是否合适	衣服合身,不宜过长
是否坐着穿衣	应坐着穿衣,避免单腿站立

9. 对住房周围环境的评估与建议

评估内容	建议
楼梯边缘是否醒目	楼梯边缘应有醒目色,确保每一阶楼梯容易被看到
阶梯是否防滑	阶梯边缘应贴上防滑条

续表

评估内容	建议
阶梯是否有安置扶手	阶梯应安置牢固且高度合适的扶手
住房周围道路是否良好	人行道小路平坦、无障碍，应及时清除路上的青苔
路灯	路灯应足够明亮

（二）家庭成员／家庭保健员的培训

1.老年人综合评估和跌倒风险评估的培训

老年人综合评估和跌倒风险评估的培训包括一般状况评估、专科疾病评估、环境评估等。

2.安全措施护理评估培训

安全措施护理评估培训包括各种危险因素及其预防措施等的培训。

（1）老年人的跌倒风险分级。

（2）老年人跌倒的主要危险因素。

（3）老年人跌倒风险的改变。

（4）老年人跌倒风险的专业机构建议。

（5）老年人起居及活动场所的整改。

（6）老年人的服药情况及对其的建议和指导。

（7）老年人发生跌倒后的处理流程。

3. 心理行为护理培训

心理行为护理培训包括跌倒恐惧心理、疾病压力的培训。

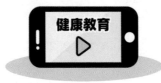

（三）家庭管理措施

在家庭管理中，应将跌倒预防、照料教育纳入整体管理体系。

1. 家庭成员／家庭保健员管理方案

（1）对家里的老年人进行跌倒风险初步评估。

（2）有跌倒风险的老年人需要到专门机构（社区卫生服务中心、医院及其他可提供类似服务的机构）进行多学科综合评估，行防跌倒干预。

（3）家庭成员／家庭保健员接受跌倒防治培训，了解相关知识。

（4）召开家庭成员／家庭保健员会议，结合专业意见及指导，制订适宜的个体化防治与照料计划。

（5）实施防治与照料计划。

（6）定期与专门机构联系，取得建议及指导。

（7）根据专业意见，定期对老年人跌倒风险进行复评，及时调整防治与照料计划。

（8）当跌倒不可避免时，及时处置，减轻跌倒伤害及后续损害。

2. 家庭成员/家庭保健员防跌倒护理重点

（1）居室环境：合理安排室内家具高度和位置，移走可能影响老年人活动的障碍物，保持地面平整、干燥，过道应安装扶手，室内光线应充足。

（2）个人生活：为老年人挑选适宜的衣物和合适的防滑鞋。

（3）起居活动：老年人如厕时应有人看护。

（4）一般预防：帮助老年人选择必要的辅助工具。

（5）心理干预：帮助老年人消除跌倒恐惧心理等。

三、社区管理措施

（一）人群管理

（1）对社区65岁以上的老年人进行跌倒风险评

估，掌握跌倒风险人群基本信息。

（2）定期在社区进行有针对性的防跌倒健康教育，如年龄与跌倒、环境与跌倒、视觉障碍与跌倒、疾病与跌倒、药物与跌倒、跌倒预警信号等跌倒宣教内容，提高公众的预防意识。

（3）关注社区公共环境安全，督促社区相关部门及时消除可能导致老年人跌倒的环境设施等隐患。

（二）对有跌倒风险老年人的管理

（1）对有跌倒风险和曾经发生过跌倒的老年人，在健康档案中应有明显标记，予以重点关注，按照评估风险级别定期进行相应的追踪管理。

（2）对有跌倒风险的老年人的家属及看护人员进行安全护理培训，使他们掌握相关的照护知识与技能。

（3）对曾经发生过跌倒的老年人，与其家属或看护人员共同分析可能导致跌倒的原因，必要时应进行家访，提出预防措施及建议。

（4）为有跌倒高风险的老年人建立家庭病床，提供医疗照护服务，协助建立安全的居住环境（如使地面平整、防滑，提高夜间照明度，铺松软的地毯，添加扶手、围栏等）。

（5）对不明原因发生跌倒的老年人，应建议在家属陪护下尽快到上级综合医院诊治，寻找诱发跌倒的可能原因，积极进行病因治疗，并进行追踪管理。

（6）建议有跌倒风险的老年人穿防滑平跟鞋具，使用质量可靠的助行器或拐杖，以保证行走安全。

（7）建议患骨质疏松症的老年人补充钙剂及维生素 D，以改善老年人骨质状况及肌力，降低跌倒风险。

（三）社区与老年医院、综合医院和专科医院间的联系

（1）明确制定出入院及转诊标准。

（2）指导与协作：社区卫生服务中心（或站）接受上级医院跌倒处理指导并反馈信息，上级医院对社区卫生服务中心（或站）进行业务及技术指导并及时追踪。

（3）社区及时转诊：社区卫生中心（或站）遇到难以诊治的跌倒患者应及时转诊到老年医院、综合医院或专科医院。

（4）治疗后的社区康复管理：经老年医院、综合医院或专科医院诊治出院的跌倒患者可再转回社区卫生服务中心（或站）进行后续康复或管理。

老年医院
综合医院
专科医院

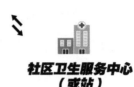

社区卫生服务中心
（或站）

（四）社区与家庭、养老机构间的联系

（1）社区、家庭照料与机构照料相互协调合作。

（2）养老机构入住集中照料：具有跌倒风险而无人照料的老年人原则上应入住养老机构集中照料。

（3）政策支持：相关部门应通过多渠道建立各种类型养老机构并给予支持，同时制定入住标准。

（4）老年跌倒患者也可在社区卫生中心（或站）与养老服务机构间相互转诊。

四、医院管理方案

医院管理方案应包括出入院标准的制定、跌倒风险分级、是否跌倒、是否受伤、是否反复跌倒和有无改善手段等。

（一）入院与出院标准

1. 入院标准

（1）新发生跌倒的跌倒病例。

（2）反复发生跌倒的跌倒病例。

（3）有跌倒危险因素，跌倒风险评估为中、高风险，既往未在医院进行专门评测，未接受专业建议及指导的老年人。

2. 出院标准

（1）因跌倒入院的老年人，跌倒原因明确，跌倒所致伤害得到有效治疗并缓解，病情稳定，已给予专业建议及指导，已完成对家庭成员/家庭保健员的培训，或有合适养老机构接收。

（2）因具有中、高度跌倒风险入院的老年人，跌倒原因已明确，已给予专业建议及指导，已完成对家庭成员/家庭保健员培训，或有合适养老机构接收。

（3）符合社区卫生服务中心（或站）及养老机构转诊条件者。

（二）老年人综合评估

1. 临床评估

推荐使用跌倒风险的评估工具（附录六）进行跌倒风险的等级评定。

（1）由专业受训人员完成。

（2）入院后 24 ～ 48 小时完成跌倒风险评估，如果需要，在入院后 14 ～ 21 天进行全面评估。

（3）再评估的频率：发生跌倒时；跌倒预测因素明显增加或改变时；专门看护机构每季度进行一次；一般养老机构每半年一次。

2. 评估内容

1）病史

跌倒常常是多因素导致的，并且由于老年人反应慢，易发生意外致跌倒。反复发生的跌倒通常伴有病理性因素；新发生跌倒常常因急性情况，如意外、急症等引起。询问病史需要注意以下几个突出的问题。

（1）跌倒发生在什么地方以及发生跌倒时在干什么？明确这些问题可能为跌倒提供一些线索，如排尿性晕厥、体位性低血压，以及颈动脉窦高敏综合征的情况下转颈或衣领过紧等。

（2）患者跌倒前有无眩晕或晕厥？若有，可能指引到心血管的原因（包括体位性低血压）、急性神经系统疾病的发作，如脑卒中或癫痫发作。

（3）患者是否服用可能导致跌倒发生的药物？引起嗜睡、步态不稳或体位性低血压的药物都可置患者于跌倒的危险中，服用4种或更多药物是跌倒的另一危险因素。

（4）是否饮酒？酒精急性中毒、慢性滥用引起小脑退化或酒精戒断反应都可能引起跌倒。

（5）跌倒后有什么反应？患者描述感到短时间迷糊或神志不清提示曾有意识丧失。患者跌倒后有延续的意识紊乱（新的发作），有慢性意识紊乱的加重，出现神经病学的症状或体征应考虑硬脑膜下出血的可能性。患者平卧后很快恢复则提示可能存在血管迷走神经性晕厥、颈动脉窦高敏综合征或体位性低血压。

2）查体

（1）起立—行走试验

器材：靠背椅、秒表。

场地：靠背椅置于平整地面，坐椅正前方3米处画彩色粗线。

具体测试方法：

①患者坐在靠背椅上，身体紧靠椅背，双手放在

扶手上。

②操作者发出"开始"的指令后，患者从椅上站起，站稳后尽可能快地向前走3米，经过彩色粗线后转身，迅速走回椅子前，再转身坐下，靠到椅背上。

③测试过程中不给予任何躯体帮助，不使用拐杖等步行辅助用具。

④操作者记录患者背部离开椅背到再次坐下（臀部触到椅面）所用时间，以秒为计。

⑤正式测试前，允许患者练习1～2次，正式测试共3次，每次中间休息1～2分钟，取3次平均值作统计分析。

评估标准：①在20秒内完成测试，提示可独立活动；②在20～29秒完成，提示有轻度的依赖性；③大于30秒，有强依赖性。

（2）体位性低血压测试。

（3）视力检查。

（4）认知功能检查。

（5）足和鞋的检查。

3）检查

（1）X线、CT检查。

（2）神经影像学检查。

（3）尿素及电解质检查。

（4）血常规及 C 反应蛋白检查。

（5）中段尿检查。

（6）心电图或非卧床心电图监护仪。

（7）超声心动图检查。

4）康复评估：由康复医师完成，应在入院后 24 ～ 48 小时完成。

（1）日常生活活动能力（ADL）评估表（表 7-1）。

表 7-1 ADL 评估量表

项目	评分标准	得分
大便控制	0 分 = 失禁或昏迷 5 分 = 偶尔失禁（每周 < 1 次） 10 分 = 能控制	
小便控制	0 分 = 失禁或昏迷 5 分 = 偶尔失禁（每周 < 1 次） 10 分 = 能控制	
个人卫生	0 分 = 需要帮助 5 分 = 独立洗脸、梳头、刷牙、剃须	
如厕	0 分 = 依赖他人 5 分 = 需部分辅助 10 分 = 自理	
吃饭	0 分 = 依赖他人 5 分 = 需部分辅助（夹菜、盛饭、切面包等） 10 分 = 自理	

续表

床椅转移	0分 = 完全依赖别人，不能坐 5分 = 能坐，但需大量（2人及以上）辅助 10分 = 需少量（1人）帮助或指导 15分 = 自理
平地行走	0分 = 不能步行 5分 = 在轮椅上能独立行动 10分 = 需1人辅助步行（搀扶或语言指导） 15分 = 独立步行（可用辅助器） （在病房及其周围，不包括走远路）
穿衣	0分 = 依赖他人 5分 = 需1人辅助 10分 = 自理（系、解纽扣，开、关拉锁和穿鞋等）
上下楼梯	0分 = 不能 5分 = 需帮助（搀扶或语言指导） 10分 = 自理（可独立上下一段楼梯，用拐杖也算独立）
洗澡	0分 = 依赖他人 5分 = 自理
总分	

评估标准：< 20分为极严重功能缺陷，生活完全需要依赖
20 ~ 39分为严重功能缺陷，生活需要很大帮助
40 ~ 59分为中度功能缺陷，生活需要协助
60 ~ 99分为轻度功能缺陷，少部分需他人照护
100分 =ADL能自理

（2）移动能力评价（起立—行走试验）。

（3）前庭平衡功能评价（平衡测试及步态测试）

（附录六）。

5）尿、便自控训练

（1）使用如厕时间表。

（2）如果需要，进行膀胱功能训练。

6）精神状态评估

（1）记忆。

（2）判断（尤其对于涉及安全警告标志时）。

（3）简易精神状态检查（MMSE）。

（4）汉密尔顿焦虑量表、汉密尔顿抑郁量表。

7）临床用药评估

（1）由临床药剂师或医师完成。

（2）必要时分析药物副作用。

（3）评估骨质疏松风险，必要时进行治疗。

（4）评估维生素 D 及钙的需求性。

8）环境评估

（1）房屋结构。

（2）家具及辅助设施。

（3）楼梯、电梯。

（4）其他。

9）风险评估的分析或评价标准：根据多学科评测结果或专家判断，确定跌倒风险分级（附录六）。

3. 处理

（1）根据跌倒的原因和后果作不同处理。

（2）积极处理跌倒伤害，如软组织损伤、骨折、拉伤、脱水、体温过低及横纹肌溶解等并发症。

（3）关注潜在的危险因素，例如药物、视觉障碍、环境的因素等。

（4）促使跌倒的因素也要处理。泌尿系统或其他的感染、电解质异常（如低钠血症），在没有找到解释步态不稳或跌倒的明显原因时更要高度警惕。

4. 注意事项

（1）患者在家居住是否安全？

（2）是否需要医师进行家访？如果怀疑有家庭环境的危险时，家访是必要的。

（3）患者是否自己生活？如果独居，报警装置是有必要的。

（4）如果患者不能承受自身体重，并在初次 X 线检查无明显的骨折时，考虑再行 X 线检查或骨扫描。如果有明显的骨折，考虑行 X 线检查或骨扫描。如果有骨折的可能，早期手术（48 小时内）可取得更好效果。如果骨折是由于低速度的损伤，应考虑骨质疏松症的可能。

（5）许多老年人有维生素 D 缺乏，应考虑补充维生素 D；对出院后治疗依从性较好的患者，应考虑用髋保护器。

（6）对骨盆骨折需要长期卧床患者，可能需要镇痛药并用低分子量的肝素预防血栓形成（以减少部静脉血栓形成和肺栓塞）。当疼痛能耐受时，要鼓励患者早期活动。

（7）在髋、脊椎、骨盆、肱骨或其他部位的骨折经一段时间固定后，最好进行康复治疗。

（8）需要关注患者对治疗是否有自信心等心理状态。

（三）综合管理计划

1. 专业干预措施

专业干预措施应是建立在跌倒评估和住院诊治结果基础上的专业干预（治疗）方案。

2. 多学科团队整合干预措施

在综合管理计划中，多学科团队成员必须参与。

3. 信息交流

工作人员、住院患者和家属（包括看护人员或服务提供者）应定期进行最新信息的交流。

4. 评价

（1）跌倒后评价

①跌倒风险评价；②多学科整合治疗效果评价；③跌倒系统管理评价（医院跌倒管理流程、医院与社区街道的指导作用）。

（2）在机构内跌倒的汇报与追踪机制：汇报与追踪程序、文件、反馈。

5. 教育与警示

（1）建立跌倒档案。

（2）教育对象（对老年人、对看护人员、对照护机构）。

（3）与相关管理部门的联系。

（4）提供公众教育素材。

（四）跌倒管理流程图

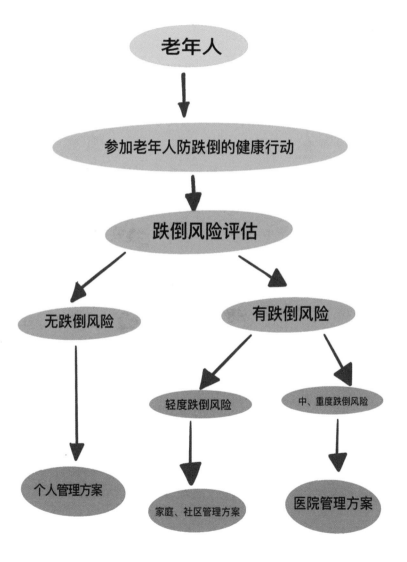

另外，政府、老年人服务机构和相关社会组织也应该意识到做好老年人每日餐食工作的社会和经济意义。在为老年人建造长者食堂、老年人餐桌等良好硬件条件的同时，还可以通过积极的宣传，有效的组织协调，营造良好氛围，帮助老年人把每日餐食作为重要的生活内容，促进老年人的身心健康。

　　需要注意的是，应避免在健康宣传教育方面出现偏失，如夸大了食物中某些成分对健康的影响，致使部分老年人将某些食物当作治疗疾病的药物，将另一些食物视为健康的大敌，但忘却了食物的基础营养作用和在愉悦身心、维持良好情绪方面的积极作用。因此，应科学宣传食物在维护生命健康方面的积极作用，让老年人更多地体验不同种类食物的美好滋味，心情愉悦地享受晚年生活。

第八章　常见误区

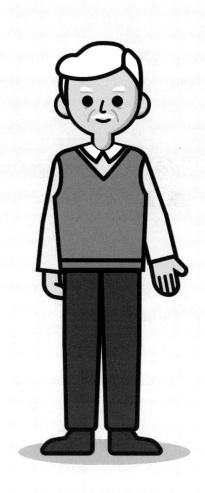

老年人跌倒了怎么办？
老年人跌倒预防及处理

一、我还年轻，跌倒和我没关系

跌倒随着年龄的增加，发生率逐渐增加，使用的药物、合并的基础疾病也会增加跌倒风险。

二、我没有跌倒史，不需要防跌倒

跌倒过的老年人更容易再次跌倒，但有基础疾病以及使用某些药物也会增加跌倒风险。常见容易跌倒的因素有 65 岁以上、一年内曾经跌倒过、步态不稳、服用影响意识或活动的药物、意识障碍（失去定向感、躁动、混乱等）、睡眠障碍、贫血或体位性低血压、营养不良、头晕、腹泻、身体虚弱无力、视力受损、肢体障碍、行动不便等。

三、我每日步行 6000 步，所以我不会跌倒

适当的运动必不可少，但并不会因此完全杜绝跌倒的发生，仍需要预防跌倒。

四、我行走活动没有问题，不需要家庭环境改造

家庭环境改造重在预防，力求将可能引起跌倒的风险降至最低。

五、家里已安装扶手，我肯定不会跌倒

为预防跌倒，针对环境的改善措施除了安置扶手，还有地砖、地板的防滑，环境亮度的调整等。

六、我已经跌倒过，要减少活动预防再次跌倒

跌倒的预防需要适宜的运动，增加运动协调能力。

七、得了骨质疏松症，补钙就够了

很多人以为骨质疏松症是缺钙所致，多吃含钙丰富的食物或钙剂就能治好骨质疏松症。实际上，骨质疏松症患者若单纯通过口服钙剂补钙，能被吸收的钙量很少，不能完全补充人体流失的钙。首先，钙被人体摄入后，需要维生素 D 的辅助才能被转运和吸收，因此，必须同时补充钙和维生素 D，才能达到更好的补钙效果。其次，增加钙和维生素 D 的摄入虽然可以延缓骨丢失、改善骨矿化，但在治疗骨质疏松症时，钙和维生素 D 仅仅是骨健康的基本补充剂，还需要与其他抗骨质疏松症的药物联合使用，才能达到提高骨密度、增强骨强度和预防骨折的功效。

八、我补钙和维生素 D 了, 一定没有骨质疏松症

骨质疏松除了相应的诱因, 与衰老是直接相关的, 补钙和维生素 D 只是基础治疗, 并不能完全防止骨质疏松的发生。

 九、靠感觉可以发现骨质疏松症

许多人认为, 平时没有不适症状, 就不会患骨质疏松症。殊不知, 大多数骨质疏松症患者在病变初期, 甚至中期, 都没有明显的不适感觉。而当出现背痛、骨折后再去诊治时, 往往已为时过晚。骨质疏松症的诊断主要依靠双能 X 线吸收骨密度仪检查以及脆性骨折史。为早期发现骨质疏松症, 建议老年人每年检测一次骨密度。

十、喝骨头汤能补钙

很多人认为喝骨头汤能补钙，并且对强健骨骼有好处，但事实并非如此。其实，骨头汤中的钙含量很低。用 1 kg 骨头煮汤 2 小时，汤中的钙含量仅为 20 mg 左右。一方面来说，按成人每日需要 800 mg 钙计算，每日每人需要喝 300 ～ 400 碗骨头汤才能满足人体的钙需求。另一方面，骨头汤里含大量饱和脂肪酸，过多饮用对老年人的健康不利。

十一、骨质疏松是自然衰老的现象，不需要治疗

很多人觉得骨质疏松是随着年龄增大而出现的自然现象，是不碍事的小病，事实并非如此。国际骨质疏松基金会指出，全球每 3 秒就会发生一起骨质疏松症导致的骨折。骨折是骨质疏松症的常见且严重的后

果，也是老年人致死、致残最常见的原因。约 1/3 的女性和 1/5 的男性会在 50 岁后遭遇一次骨折，20% 的髋部骨折患者会在骨折后的 6 个月内死亡。

十二、治疗骨质疏松症，自己吃点药就可以了

骨质疏松症的危害不仅仅在于腰酸背痛，而在于大大增加发生骨折的风险。骨质疏松症患者一旦跌倒，很容易发生骨折，尤其是老年人，一旦发生髋部骨折，危害极大。调整生活方式、规范治疗骨质疏松症对防止老年人跌倒非常关键。骨质疏松症患者应及时去正规医院就诊，在专科医生指导下进行个体化综合治疗。

十三、跌倒伴骨折应该卧床静养，不宜活动

跌倒造成骨折的患者应争取及早下地活动，以预防骨折后卧床带来的并发症。

附　录

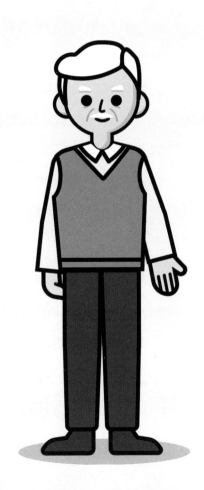

附录一　常见有跌倒风险的老年人

（一）患有某些疾病的老年人

凡是能导致步态不稳、肌肉功能减弱（如心脑血管疾病、帕金森病、小脑上动脉综合征、神经系统疾病、肌病、骨关节炎等）或晕厥前期状态、晕厥的急慢性疾病（如主动脉供血不足、心律失常、体位性低血压、血管迷走神经性晕厥、败血症、代谢紊乱、肿瘤等）都可能导致跌倒的发生。痴呆或是精神病患者尤其容易发生跌倒。

（二）尚有一定活动能力的残疾老年人

跌倒常发生于有一定活动能力的残疾老年人。对于残疾程度较重、活动能力严重受损，或残疾程度较轻、活动能力受损较小者跌倒发生率明显降低。

（三）活动时比较急躁的老年人

毫无疑问，绝大多数跌倒都是在活动过程中发生的。而且，如前文所说，大多数跌倒是发生在经常经历的、危险性相对小的日常生活活动中，如站立、行走、穿衣、上下床椅、如厕、做饭、沐浴等；只有少数跌倒发生在有危险的活动中，如爬梯子、搬重物、参加竞技活动等。从事日常生活活动时，由于驾轻就熟，完成时往往凭借惯性思维，较少注意活动过程中的细节改变，而就是这些细节上的变动很可能是跌倒的罪魁祸首。活动时精力不集中，焦虑或抑郁情绪改变了活动节奏，出现变故时容易手忙脚乱是常见的跌倒原因。

因此，老年人活动时最好按部就班，把握节奏，不要因为着急而加速，最好求慢求稳，否则很容易出现跌倒的情况。

（四）看护不周的老年人

适当的看护能有效防止跌倒的发生。除了看护人员的直接帮助可以避免跌倒的发生、减轻跌倒的损害外，在有人看护的条件下，老年人在活动时更有安全感，可避免因担心、恐惧、慌乱等导致的跌倒。

另外，看护人员对跌倒及其防范知识的了解程度直接影响到防跌倒措施的效果。有经验的看护人员能让老人在相对安全的环境下活动，并且在必要时给予身体、心理上的支持，有效减少跌倒的发生。

附录二 常用预防老年人跌倒的相关辅具

预防老年人跌倒的相关辅具

名称	示意图	简介
适老拐杖		此为移动助行类辅具中最简单便携的辅具,也是老年人最常用的防跌倒辅具之一。它可通过手的触及感和支撑感来使老年人掌握行走的平衡、稳定,可分担下肢承重负荷,在老年人下蹲、起立、坐起时辅佐搀扶、支撑,起到防止跌倒的作用
适老助行器		此为助行移动类辅具,主要对老年人保持站立、行走等功能进行补偿和支撑,起到辅助身体支撑、辅助站立行走、辅助蹲起或坐起,保护老年人安全的作用。它适用于下肢有一定支撑能力和迈步能力,但肌力很弱,平衡和协调能力较差的老年人。助行器一般能够提供较高的支撑力和稳定性,减轻使用者下肢负重,保持身体平衡,但行进速度慢,上、下楼梯较困难。助行器种类很多,主要分为轮式、柱式、轮柱混合式,选择时要根据使用者自身状况和需求,选择适合自身需要的类型。使用助行器一定要保证有足够空间

续表

名称	示意图	简介
适老功能轮椅		轮椅是替代人体下肢功能，克服行走困难的代步工具。轮椅可根据其结构特点、材质、驱动方式、功能特点等划分为多个种类。选择轮椅时应注意相关参数需符合使用者需求、身体条件和使用环境。注意轮椅刹车功能、防翻功能、安全带等方面，防止在使用轮椅过程中发生跌倒。同时，老年人及其照护者要了解轮椅使用的注意事项，掌握使用轮椅的技能
适老助行购物车		适合行动缓慢的老年人外出购物和休闲时使用，可折叠后放置于狭窄的空间处，外出携带方便，扶手高度可调节，座位下设有网袋，可放置随身物品
适老扶手	移动扶手	适合腿脚不便、行动缓慢的老年人外出时使用，外出携带方便，扶手高度可调节
	组合扶手	这是由若干个固定于地面与天花板之间的扶手和横杆扶手连接组成的扶手组合体，将老年人卧室、客厅、卫生间连接在一起

续表

名称		示意图	简介
适老扶手	工程类扶手		运用工程手段安装于卫生间、浴室、走廊区域地面或墙壁的扶手
	适老功能护理床		床体具有升降功能，床面距地面高度不小于25厘米，实现老年人屈膝90度，可脚踏实上下床。床的护栏部分具有向外折展15度功能，便于老年人上下床时用手抓握。床面可升高至70厘米，便于护理人员站立护理
	适老坐便器		适老坐便器是供老年人坐着如厕时所使用的椅子，分为可折叠和不可折叠两类。该辅具可以当椅子和洗澡凳用，带扶手的可以方便老年人坐立，有加宽座位的适合体型偏胖的人使用，还有高靠背型和加在马桶上的类型等方便移动困难的老年人。在使用适老坐便器时坐便器本身或坐便器旁边应设置相应扶手供老年人扶握
	适老洗浴椅		适老洗浴椅的类型可分为高度可调节型、无椅背型、有椅背型、有扶手型、座面旋转型、扶手可上调型、带轮椅型等。老年人洗澡专用轮椅的种类很多，有在洗澡专用椅的脚上安装轮子的轮椅，有四轮型轮椅，有像看护型轮椅一样后轮比较大的轮椅，还有坐面呈U型或者O型的轮椅等

各类拐杖的功能特点

拐杖种类	图示	功能特点	适用范围	使用要求	注意要点
单拐	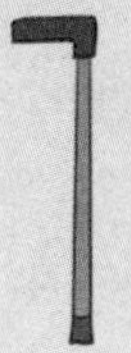	一个支脚与地面接触，仅有一个触点，辅助支撑力度小	适于身体虚弱或下肢支撑力量不足的老年人	单侧手及上肢支撑能力良好	拐头容易磨损，须及时更换；拐杖调节键、弹珠功能须保证稳定
三脚拐	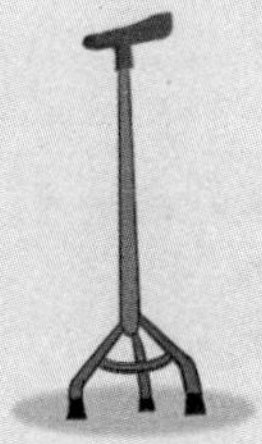	三脚拐支脚与地面有三个触点，支撑稳定，特别是在不平坦路面上呈三角支撑，比单拐支撑稳定性强	适于偏瘫康复初期或单下肢功能障碍、步速缓慢者，可在室外平坦路面使用	同单拐	同单拐
四脚拐	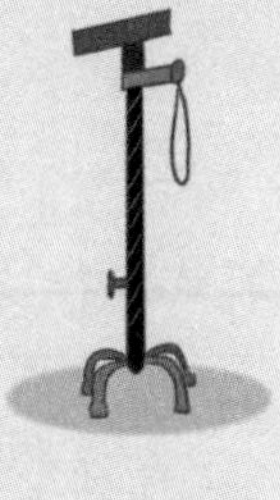	四脚拐与地面有四个触点，底面积大，支撑力度强，承重增加，适合在平坦路面使用。但拐的重量增加，较单拐笨重。由于地面形成多个平面，在路面凹凸不平时，四个支点不能平放，会出现摇摆不稳的情况	适于偏瘫康复初期，或单下肢功能障碍、步态不稳、行走缓慢者。当步态稳定、行走速度增加，四脚拐杖就会成为行走障碍，容易出现绊脚现象，此时应更换为单拐	四脚拐重量增加，要求使用者单手及上肢持重能力好	按压拐杖调节弹珠时要听到"咔咔"声，使弹珠完全卡入孔内，确保支撑安全稳定

续表

拐杖种类	图示	功能特点	适用范围	使用要求	注意要点
助站拐		有高低两层手柄。低层扶手手柄辅助坐起、蹲起支撑，高层扶手手柄辅助站立行走支撑	适合单下肢功能障碍，如膝、髋、踝关节活动功能受限，下蹲、蹲起、坐起等动作困难者	同四脚拐	同四脚拐
座椅拐		在单拐基础上增设了一个圆盘折叠座椅，座椅下有三角形支撑的支脚，以增加稳定性	适合行走缓慢的老年人，让其行走途中可以休息	椅座底盘小，稳定性不足，不适合久坐。使用时要求手柄位于身体前方，呈跨坐姿势，手柄有助于支撑	定期检查折叠部分螺丝是否松动
轮式拐杖		拐杖上端设有线闸，手把连接线闸，控制轮子的静与动。支脚下端有四个小轮便于滑动	适合身体虚弱老年人，辅助行走和提携物件	使用者单手功能良好，能通过手闸控制拐杖速度	定期检查线闸有无损坏，小轮有无松动

附录三 适老化改造指导意见

　　本清单摘自民政部、国家发展改革委、财政部、住房和城乡建设部、国家卫生健康委、银保监会、国务院扶贫办、中国残联联合印发的《全国老龄办关于加快实施老年人居家适老化改造工程的指导意见》（民发〔2020〕86号）。

序号	类别	项目名称	具体内容	项目类型
1	（一）地面改造	防滑处理	在卫生间、厨房、卧室等区域,铺设防滑砖或者防滑地胶,避免老年人滑倒,提高安全性	基础
2		高差处理	铺设水泥坡道或者加设橡胶等材质的可移动式坡道,保证路面平滑、无高差障碍,方便轮椅进出	基础
3		平整硬化	对地面进行平整硬化,方便轮椅通过,降低风险	可选
4		安装扶手	在高差变化处安装扶手,辅助老年人通过	可选
5	（二）门改造	门槛移除	移除门槛,保证老年人进门无障碍,方便轮椅进出	可选

续表

序号	类别	项目名称	具体内容	项目类型
6	（二）门改造	平开门改为推拉门	方便开启，增加通行宽度和辅助操作空间	可选
7		房门拓宽	对卫生间、厨房等空间较窄的门洞进行拓宽，改善通过性，方便轮椅进出	可选
8		下压式门把手改造	可用单手手掌或者手指轻松操作，增加摩擦力和稳定性，方便老年人开门	可选
9		安装闪光振动门铃	供听力、视力障碍老年人使用	可选
10	（三）卧室改造	配置护理床	帮助失能老年人完成起身、侧翻、上下床、吃饭等动作，辅助喂食、处理排泄物等	可选
11		安装床边护栏（抓杆）	辅助老年人起身、上下床，防止翻身滚下床，保证老年人睡眠和活动安全	基础
12		配置防压疮垫	避免长期乘坐轮椅或卧床的老年人发生严重压疮，包括防压疮坐垫、靠垫或床垫等	可选
13	（四）如厕洗浴设备改造	安装扶手	在如厕区域或者洗浴区安装扶手，辅助老年人起身、站立、转身和坐下，包括一字形扶手、U 形扶手、L 形扶手、135° 扶手、T 形扶手或者助力扶手等	基础
14		蹲便器改坐便器	减轻蹲姿造成的腿部压力，避免老年人如厕时摔倒，方便乘轮椅老年人使用	可选

续表

序号	类别	项目名称	具体内容	项目类型
15	（四）如厕洗浴设备改造	水龙头改造	采用拔杆式或感应水龙头，方便老年人开关水阀	可选
16		浴缸/淋浴房改造	拆除浴缸/淋浴房，更换浴帘、浴杆，增加淋浴空间，方便照护人员辅助老年人洗浴	可选
17		配置淋浴椅	辅助老年人洗澡用，避免老年人滑倒，提高安全性	基础
18	（五）厨房设备改造	台面改造	降低操作台、灶台、洗菜池高度或者在其下方留出容膝空间，方便乘轮椅或者体型矮小老年人操作	可选
19		加设中部柜	在吊柜下方设置开敞式中部柜、中部架，方便老年人取放物品	可选
20	（六）物理环境改造	安全自动感应灯具	安装感应便携灯，避免直射光源、强刺激性光源，人走灯灭，辅助老年人起夜使用	可选
21		电源插座及开关改造	视情况进行高/低位改造，避免老年人下蹲或弯腰，方便老年人插拔电源和使用开关	可选
22		安装防撞护角/防撞条、提示标识	在家具尖角或墙角安装防撞护角或者防撞条，避免老年人磕碰划伤，必要时粘贴防滑条、警示条等符合相关标准和老年人认知特点的提示标识	可选
23		适老家具配置	比如换鞋凳、适老椅、电动升降晾衣架等	可选

续表

序号	类别	项目名称	具体内容	项目类型
24	（七）老年用品改造	拐杖	辅助老年人平稳站立和行走，包含三脚或四脚拐杖、座椅拐等	基础
25		轮椅／助行器	辅助家人、照护人员推行或帮助老年人站立行走，扩大老年人活动空间	可选
26		放大装置	运用光学／电子原理进行影像放大，方便老年人使用	可选
27		助听器	帮助老年人听清声音来源，增加与周围人的交流，包括盒式助听器、耳内助听器、耳背助听器、骨导助听器等	可选
28		自助进食器具	辅助老年人进食，包括防洒碗（盘）、助食筷、弯柄勺（叉）、饮水杯（壶）等	可选
29		防走失装置	用于监测失智老年人或其他精神障碍老年人定位，避免老年人走失，包括防走失手环、防走失胸卡等	基础
30		安全监控装置	佩戴于人体或安装在居家环境中，用于监测老年人动作或者居室环境，发生险情时及时报警。包括红外探测器、紧急呼叫器、烟雾／煤气泄漏／溢水报警器等	可选

附录四 跌倒调查表

　　说明：本调查表用于面对面调查老年人跌倒发生情况时使用，每次跌倒单独填写一张调查表。

编号：_____　　　性别：①男 ②女　　　年龄：_____岁（周岁）

过去 12 个月，您是否跌倒过？跌倒过几次？

①否，没有跌倒过 ②是，跌倒过 _____ 次

跌倒指一个人倒在地面或更低平面上的非故意事件，包括滑倒、绊倒，被非故意地碰倒以及晕倒等，可以发生在同一平面，也可以发生在有高度差的不同平面。

1.发生了哪类跌倒

①滑倒 ②绊倒 ③被碰倒 ④晕倒 ⑤跌落/坠落 ⑥其他：_____

2.跌倒发生时间？ _____年_____月

3.跌倒发生时段？

① 06:00—11:59 ② 12:00—17:59 ③ 18:00—23:59 ④ 00:00—05:59

4.跌倒发生地点？（单选题）

家庭内：

①卧室 ②厨房 ③浴室/卫生间 ④客厅/餐厅 ⑤门厅 ⑥阳台

⑦室内楼梯 ⑧院子/天井 ⑨家庭内其他区域：_____

家庭外：

①楼梯或过道 ②小区内/村内道路 ③小区内/村内公共场所（除道路外）

④小区外/村外道路 ⑤小区外/村外其他场所（除道路外）：_____

5.跌倒发生时活动：

①做家务 ②洗澡 ③上厕所 ④运动锻炼活动（具体活动：_____）

⑤休闲活动（具体活动：_____） ⑥步行（以锻炼身体为目的的步行除外）⑦驾乘交通工具 ⑧工作/干农活 ⑨其他：_____⑩不清楚

6. 此次跌倒发生时，是否存在下列因素？（可多选，以调查对象描述为依据进行选择）

①地面湿滑 ②地面不平 ③有障碍物 ④路面/坡道度大

⑤台阶过高/破损/坡大 ⑥光线太暗/太亮

⑦没有扶手或支撑物 ⑧没有使用拐杖 ⑨衣着不当 ⑩鞋不安全

⑪疾病发作 ⑫着急/动作速度过快 ⑬腿没有力量

⑭外力作用（被他人/动物/物体撞、推）

⑮其他：_____ ⑯不清楚 ⑰无上述因素

7. 受伤部位在哪里？（请选择受伤最重的部位）

①未受伤（跳到11题）

②头颈部 ③上肢 ④下肢 ⑤躯干

⑥多部位 ⑦其他：_____ ⑧不清楚

8. 受伤性质如何？（请选择最重的伤势）

①骨折 ②浅表伤（如挫伤、擦伤） ③开放性伤

④脱位/扭伤/拉伤 ⑤脑伤（如脑震荡） ⑥内脏伤

⑦其他（具体填写：_____ ） ⑧不清楚

9. 跌伤后如何处理的？（请选择最终处理方式）

①住院 ②门诊、急诊处理

③自行处理 ④未进行处理

10. 住院多少天？（没有住院记为0天，最小单位为半天，记为0.5天）

_____ 天

11. 本次跌伤后，您休息了多长时间？

（休息时间指因跌倒停止日常活动的时间，包括自行休息时间、治疗时间、住院时间。没有休息记为0天，最小单位为半天，记为0.5天）

_____ 天

调查时间：_____年_____月_____日　　调查员姓名：_____

附录五　适老化改造环境评估及建议

对室内光线的评估与建议

序号	评估内容	评估结果	建议
1	居室灯光是否合适	□是□否	灯光不宜过亮或过暗
2	楼道与台阶灯光是否明亮	□是□否	在通道和楼梯处使用60瓦的灯泡。通道上宜装有明亮的电灯
3	电灯开关是否容易打开	□是□否	能轻松开关电灯
4	在床上是否容易开灯	□是□否	在床上应很容易开灯
5	存放物品的地方是否明亮	□是□否	在黑暗处应安装灯泡。从亮处到暗处应稍候片刻

对地面（板）的评估与建议

序号	评估内容	评估结果	建议
1	地面是否平整	□是□否	地面不宜高低不平，如有高差应以斜坡代替，室内不应有门槛
2	地毯（垫）是否平放，有没有皱褶和边缘卷曲	□是□否	确保地毯（垫）保持良好状态，去除破旧或卷曲的部分，没有皱褶和卷曲
3	地板的光滑度和软硬度是否合适	□是□否	地面（板）不宜过于光滑，可以刷防滑的油漆，可铺地毯

续表

序号	评估内容	评估结果	建议
4	地垫是否无滑动	□是□否	除去所有松动的地垫,或者将他们牢牢固定在地上,并且贴上防滑的衬垫
5	一有溢出的液体是否立即擦干净	□是□否	一有溢出的液体立即将其擦干净
6	地面上是否放置杂乱的东西	□是□否	地面上应整洁,尽可能不放或少放东西,应清除走廊障碍物
7	通道上是否没有任何电线	□是□否	通道上不应有任何电线

对卫生间的评估与建议

序号	评估内容	评估结果	建议
1	在浴缸或浴室内是否使用防滑垫	□是□否	在湿的地面易滑倒,浴室内应使用防滑垫,在浴缸内也应使用防滑材料
2	洗漱用品是否放在容易拿到的地方	□是□否	洗漱用品应放在容易拿到的地方,以免弯腰或伸手太远
3	在马桶周围、浴缸或淋浴间是否有扶手	□是□否	应装合适的扶手
4	是否容易在马桶上坐下和站起来	□是□否	如马桶过低,或老人不易坐下和站起来,应加用马桶增高垫,并在周围装上合适的扶手
5	浴缸是否过高	□是□否	浴缸不宜过高。如过高应加用洗澡凳或洗澡椅等

对厨房的评估与建议

序号	评估内容	评估结果	建议
1	是否不用攀爬、弯腰或影响自己的平衡就可很容易取到常用的厨房用品	□是□否	整理好厨房，以便能更容易取到最常用的厨具。可配用手推托盘车。如必须上高处取物，请用宽底座和牢靠的梯子
2	厨房内灯光是否明亮	□是□否	灯光应明亮
3	是否将溢出的液体立即擦干净	□是□否	应随时将溢出的液体擦干净
4	是否有良好的通风设备来减少视野变模糊的危险性	□是□否	留置通风口，安装厨房抽油烟机或排气扇，做饭时更应通风
5	是否有烟雾报警装置	□是□否	应装烟雾报警装置
6	是否有家用灭火器	□是□否	应配家用灭火器

对客厅的评估与建议

序号	评估内容	评估结果	建议
1	是否可以轻松从沙发、椅子上站起来	□是□否	宜用高度适宜又有坚固扶手的沙发、椅子
2	过道上是否放置有电线、家具和凌乱的东西	□是□否	不可在过道上放置电线、家具和其他杂物
3	家具是否放置在合理的位置，使您开窗或取物时不用把手伸得太远或弯腰	□是□否	家具应放置在合适的位置
4	窗帘等物品的颜色是否与周围环境太相近	□是□否	窗帘等物品的颜色尽可能鲜艳，与周围环境应有明显区别

对卧室的评估与建议

序号	评估内容	评估结果	建议
1	室内是否有安全隐患,有过高或过低的椅子、杂乱的家居物品等	□是□否	卧室的地板上不要放杂物。要把卧室内松动的电线系好,通道上不得有杂乱物品。椅子高度应合适
2	室内有无夜间照明设施,是否可以在下床前开灯	□是□否	床边安一盏灯,考虑按钮灯或夜明灯。夜晚最好在床边放一把手电筒
3	室内有无紧急呼叫设施	□是□否	安装紧急呼叫器
4	是否容易上下床	□是□否	床高度应适中,床垫应较硬,可方便上下床。下床应慢,先坐起再缓慢站立
5	卧室内是否有电话	□是□否	卧室内应装部电话或接分机,放在床上就可够着的地方,或随身携带移动电话
6	电热毯线是否已安全地整理好,不会使您绊倒;按钮是否可以在床上够得着	□是□否	应将线整理好,按钮应装在床上就可够得着的位置
7	床罩是否没有绳圈做的穗	□是□否	床罩上不应有穗或绳等
8	如果您使用拐杖或助行器,它们是否放在您下床前很容易够得着的地方	□是□否	将拐杖或助行器放在较合适的地方

对楼梯、台阶、梯子的评估与建议

序号	评估内容	评估结果	建议
1	是否能清楚地看见楼梯的边缘	□是□否	楼梯边缘应醒目
2	楼梯与台阶的灯光是否明亮	□是□否	楼梯与台阶处需要额外的照明，并应明亮。楼梯灯尽量使用自动开关
3	楼梯上下是否有电灯开关	□是□否	应设开关
4	每一级楼梯的边缘是否安装防滑踏脚	□是□否	每一级楼梯的边缘应装防滑踏脚
5	楼梯的扶手是否坚固	□是□否	在所有阶梯上必须至少一边有扶手，扶手必须坚固
6	折梯和梯凳是否短而稳固，且梯脚有防滑胶套	□是□否	尽量避免使用梯子，如必须用时，最好有人在旁。折梯应保持良好状态，最好用有扶手的梯子，保证安全

对老年人衣服和鞋子的评估与建议

序号	评估内容	评估结果	建议
1	是否穿有防滑鞋底的鞋子	□是□否	鞋子应有防滑鞋底
2	鞋跟是否稳固	□是□否	鞋底应有圆形宽大的鞋跟
3	在房屋以外的地方是否穿的是上街的鞋子而不是拖鞋	□是□否	避免只穿袜子，或穿宽松的拖鞋、皮底及其他易滑鞋底的鞋子或高跟鞋

续表

序号	评估内容	评估结果	建议
4	穿的衣服是否合身，有无悬垂的绳子或褶边	□是□否	衣服不宜太长，以免绊倒（尤其是睡衣）
5	是否坐着穿衣	□是□否	穿衣应坐下，而不要一条腿站立

对住房外面的评估与建议

序号	评估内容	评估结果	建议
1	阶梯的边缘是否已清楚标明	□是□否	应在阶梯的前沿漆上不同的颜色确保所有外面的阶梯极易看到
2	阶梯的边缘是否有防滑条	□是□否	阶梯边缘应贴上防滑条
3	阶梯是否有牢固且容易抓的扶手	□是□否	阶梯应有牢固且容易抓的扶手
4	房子周围的小路情况是否良好	□是□否	应保持小路平坦。清除小路上的青苔与树叶，路潮湿时要特别小心
5	夜晚时小路与入口处灯光是否明亮	□是□否	小路与入口处晚上应有明亮的照明
6	车库的地板是否有油脂、汽油	□是□否	车库的地板应没有油脂和汽油
7	房子周围的公共场所是否修缮良好	□是□否	公共场所应修缮良好

附录六　跌倒相关评估工具表

跌倒风险评估工具（FRA）

行动	权重	得分	用药史	权重	得分
步态异常 / 假肢	3		新药	1	
行走需要辅助设施	3		心血管药物	1	
行走需要旁人帮助	3		降压药	1	
跌倒史			镇静催眠药	1	
有跌倒史	2		戒断治疗	1	
因跌倒住院	3		糖尿病用药	1	
精神不稳定状态			抗癫病药	1	
谵妄	3		麻醉药	1	
痴呆	3		其他	1	
兴奋 / 行为异常	2		睡眠状况		
神志恍惚	3		多醒	1	
			失眠	1	
自控能力			夜游症	1	
频率增加	1		相关病史		
保留导尿	1		神经系统疾病	1	
失禁	1		骨质疏松症	1	
感觉障碍			骨折史	1	
视觉受损	1		低血压	1	
听觉受损	1		药物 / 酒精戒断	1	
感悟性失语	1		缺氧症	1	
其他情况	1		年龄 80 岁及以上	3	
结果评定标准：			最终评分：		
低位：1~2 分；中危：3~9 分；					
高危：10 分以上					

跌倒分级干预表

风险	评估内容
低风险	熟悉生活环境；调整常用药物为低风险 调整床的高度，便于起坐 必要时配备紧急呼叫器，并掌握正确使用方法 将拐杖等辅助设施放在触手可及之处 进行物理治疗评估，看是否需要使用助行设施 穿有防滑功能的鞋子 改善环境因素，降低跌倒风险 家属与照料者教育
中风险	教育老年人及照料者，任何活动都需要旁人帮助，不能独立活动 老年人所需物品须放在触手可及的地方 对老年人的监护级别应该提高
高风险	夜间辅助照明设施；必须使用助行设施 对老年人生活环境进行更高要求的改善；在老年人活动时提供必要的帮助 照料者必须就老年人跌倒危险因素进行讨论 勿让老年人单独坐在没有保护措施的椅子上 勿让老年人单独停留在浴室；需随时有人照看老年人，必要时可给予行为的限制或束缚

平衡测试

开始状态：受试者坐在一把硬的无扶手的椅子上。

患者需完成的任务	对平衡的描述	可能	分数
（1）坐平衡	在椅子上倾斜或滑动	=0	
	稳定，安全	=1	
（2）起立	必须有帮助	=0	
	能，用胳膊辅助	=1	
	不用胳膊辅助即能起立	=2	
（3）试图起立	必须有帮助	=0	
	能，需要>1次的尝试	=1	
	能起立，1次成功	=2	
（4）即刻站立平衡（开始的5秒）	不稳（移动足、身体摇晃）	=0	
	稳，但使用拐杖或其他支持	=1	
	稳，不需拐杖或其他支持	=2	
（5）站立平衡	不稳	=0	
	稳，但两足距离增宽（足跟间距＞10厘米）使用拐杖或其他支持两足间距窄，	=1	
	不需要支持	=2	
（6）被用肘推（受试者双足尽可能靠紧，测试者用手掌轻推受试者）	开始即跌倒	=0	
	摇摆、抓物体和人来保持平衡	=1	
	稳定	=2	
（7）闭眼（双足站立要求同6）	不稳	=0	
	稳	=1	

续表

患者需完成的任务	对平衡的描述	可能	分数
（8）旋转360°	步伐不连续	=0	
	步伐连续	=1	
	不稳（摇摆、抓物）	=0	
	稳定	=1	
（9）坐下	不安全（距离判断失误，跌进椅子）	=0	
	用胳膊或移动不顺畅	=1	
	安全，移动顺畅	=2	
平衡测试得分：			

步态测试

开始状态：受试者和测试者站在一起，在大厅行走或穿过房间。

任务	步态的描述	可能	分数
（10）起始状态（指令后立刻开始）	①有些犹豫或多次长时候开始 ②毫不犹豫	=0 =1	
（11）步伐的长度或高度	①右足迈出的距离没超过左足 ②右足迈出的距离超过左足	=0 =1	
	③右足不能完全离开地板 ④右足能完全离开地板	=0 =1	
	⑤左足迈出的距离没超过右足 ⑥左足迈出的距离超过右足	=0 =1	
	⑦左足不能完全离开地板 ⑧左足能完全离开地板	=0 =1	
（12）步幅	①左右步幅不相等（估计） ②左右步幅几乎相等	=0 =1	

续表

任务	步态的描述	可能	分数
（13）步伐的连续性	①迈步停顿或不连续 ②迈步基本是连续的	=0 =1	
（14）路径 （走3米以上）	①明显的偏离 ②中度偏离或使用步行辅助器 ③直线，无需步行辅助器	=0 =1 =2	
（15）躯干	①明显摇晃或使用步行辅助器 ②不摇晃，但行走时膝盖或背部弯曲，或张开双臂 ③不摇晃，不弯曲，不使用胳膊，不使用步行器	=0 =1 =2	
（16）步行距离	①行走时双足跟几乎相碰 ②双足跟分离	=0 =1	
步态测试得分			
平衡测试+步态测试总分			

记分：该工具的记分是0～2分，0代表最大的损伤，2代表患者相当的独立性，个人的分数由3部分评分组成，即平衡测试分、步态测试分、平衡和步态测试总分

评价：平衡的最大分值为16分，步态的最大分值为12分，最高的总分为28分。通常患者的分数低于19分，提示跌倒的危险性高；分数在19～24分，表明有跌倒的危险性